LEÇONS CLINIQUES

SUR

LES HERNIES.

Ouvrages du même auteur qui se trouvent chez les mêmes libraires.

RECHERCHES SUR LA FRÉQUENCE DES HERNIES, selon les sexes, les âges et relativement à la population ; avec une carte de la France hernieuse ; 1840, in-8° 2 fr.

EXAMEN DES DOCTRINES GÉNÉRALEMENT ADOPTÉES sur le siége et la nature des étranglemens herniaires ; 1840, in-8°. 2 fr.

MÉMOIRE sur un prolapsus particulier du rectum dans le vagin et à travers la vulve ou rectocèle vaginal ; extrait des *Mémoires de l'Académie royale de médecine*, tome VIIIe ; 1838, in-4°.

DE LA PONCTION DANS L'HYDROCÉPHALE CHRONIQUE ; 1840. in-8°. 1 fr. 25 c.

ÉTUDES STATISTIQUES SUR LES FRACTURES ET LES LUXATIONS ; 1839, in-8° br. 1 fr. 50 c.

RECHERCHES SUR LES VARIÉTÉS ET LE TRAITEMENT DES FRACTURES DES COTES ; 1838, in-8°. 2 fr.

MÉMOIRE SUR LES LUXATIONS DU POIGNET, et sur les fractures qui les simulent ; 1833, in-8°.

MÉMOIRE sur la détermination du siége et du diagnostic différentiel **DES LUXATIONS SCAPULO-HUMÉRALES**, inséré dans les *Mémoires de l'Académie royale de médecine*, tome V^{e} ; 1836, in-4°.

MÉMOIRE SUR LA DÉTERMINATION DES DIVERSES ESPÈCES DE LUXATIONS DE LA ROTULE, leurs signes et leur traitement; 1836, in-8°. 2 fr.

SOUVENIRS CLINIQUES DE L'HOPITAL SAINT-LOUIS ; 1836, in-8°. 2 fr.

NOUVELLE THÉORIE DE LA VOIX HUMAINE, Mémoire couronné par la Société médicale d'émulation ; 1833, in-8°. 1 fr. 50 c.

DES POLYPES UTÉRINS, Thèse de concours, 2e édition, 1833, in-8°, br. 2 fr.

TRAITÉ D'ANATOMIE CHIRURGICALE et de chirurgie expérimentale ; 1838, 2 vol. in-8°. 14 fr.

OEUVRES COMPLÈTES D'A. PARÉ, nouvelle édition, revue et collationnée sur toutes les éditions originales ; accompagnées de notes historiques et critiques, et précédées de recherches sur l'origine et les progrès de la chirurgie en Occident, du XIe au XVIe siècle, et sur la vie et les travaux d'A. Paré; par J.-F. Malgaigne. — 3 vol. grand in-8° à deux colonnes, avec figures en bois intercalées dans le texte. Prix de chaque volume : 12 fr.

MANUEL DE MÉDECINE OPÉRATOIRE, fondée sur l'anatomie normale et l'anatomie pathologique; 3e édit., 1840, 1 vol. in-18. 6 fr.

Sous presse :

TRAITÉ THÉORIQUE ET PRATIQUE DES MALADIES DES OS ; 2 vol. in-8°, avec atlas in-folio, gravé.

Paris. Imprimerie de Béthune et Plon, 36, rue de Vaugirard.

LEÇONS CLINIQUES

SUR

LES HERNIES,

FAITES A L'AMPHITHÉATRE

Du Bureau central des Hôpitaux civils de Paris en 1839-1840,

PAR J.-F. MALGAIGNE,

PROFESSEUR AGRÉGÉ DE LA FACULTÉ DE MÉDECINE DE PARIS, CHIRURGIEN DE L'HOSPICE DE BICÊTRE;

ET RECUEILLIES SOUS SES YEUX

PAR M. ED. GELEZ,

Interne des Hôpitaux de Paris.

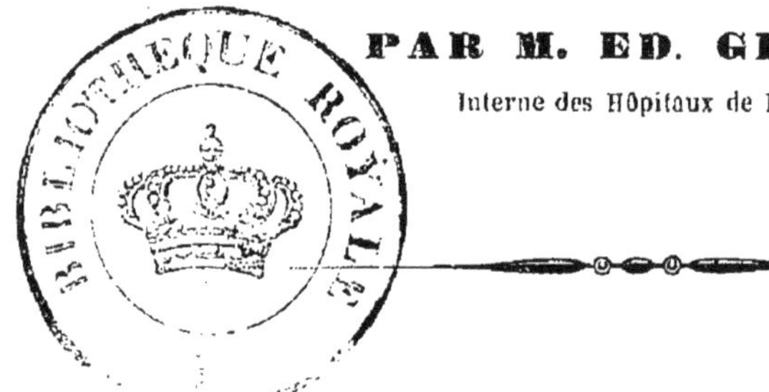

PARIS,

GERMER BAILLIÈRE, LIBRAIRE-ÉDITEUR,

Rue de l'Ecole-de-Médecine, 17.

LONDRES, H. Baillière, 219, Regent-Street.

LEIPZIG, Brockhaus et Avenarius, Michelsen.

LYON, Savy, 48, quai des Célestins.

FLORENCE, Ricordi et Cie, libraires.

MONTPELLIER, Castel, Sevalle.

1841.

PRÉFACE.

Une des questions de clinique chirurgicale les plus belles et les plus délaissées était celle des hernies réductibles, trop long-temps livrées aux soins aveugles des bandagistes. L'affection herniaire simple est si commune, sujette à tant d'incommodités et même de périls, elle influe tant sur la mortalité de la population, et elle est traitée par des moyens contentifs si peu satisfaisans et si mal appliqués, qu'il était véritablement urgent de faire rentrer son histoire dans le domaine de la chirurgie. C'est là l'œuvre à laquelle s'est attaché **M. Malgaigne**; riche de matériaux amassés durant quatre années, dans la position la plus favorable pour de semblables recherches, il avait voulu cependant laisser au temps le soin de mûrir et de confirmer ses découvertes; et à peine s'il en avait annoncé les résultats les plus généraux dans ses cours de médecine opératoire. Enfin, il a jugé l'instant venu de rompre ce long silence; et cette année scolaire a vu se dresser à côté des cliniques de l'Hôtel-Dieu de Paris, dans une enceinte jusqu'alors silencieuse, l'amphithéâtre du Bureau central, une chaire de clinique de hernies, autour de laquelle s'est pressé aussitôt un nombreux auditoire composé non-seulement des élèves, mais aussi de docteurs nationaux et étrangers, avides d'entendre le nouveau maître développer ses idées, et de les voir vérifiées et appliquées sur les malades.

Ce cours portait en effet un caractère essentiellement clinique. Chaque leçon orale était précédée par une visite d'un grand nombre de hernieux, visite qui durait deux heures. On conservait pour la leçon les plus intéressans de ces malades, sur qui l'on faisait l'épreuve de toutes les espèces de bandages, particulièrement de ceux dont l'invention récente avait obtenu le plus de vogue, et avait été accueillie avec le plus de faveur dans les rapports des sociétés savantes. Là l'expérience seule était appelée à contrôler des théories souvent séduisantes, et à contrebalancer de toutes puissantes autorités ; et nous savons, nous tous qui étions présens, combien ces épreuves publiques ont réformé dans notre esprit de jugemens portés trop favorablement, et qui semblaient en effet être appuyés des raisonnemens les plus péremptoires.

Le cours tout entier pouvait en quelque façon être considéré comme composé de trois parties. La première, et celle que nous reproduisons, avait trait aux hernies réductibles ; et nous n'avons pas besoin d'insister sur l'originalité de ces leçons qui, ayant déjà été publiées dans un de nos journaux les plus répandus, la *Gazette des Hôpitaux*, ont pu être suffisamment appréciées du public médical. Une deuxième partie, toute clinique comme la première, concernait les prolapsus vaginaux et utérins, et n'était pas moins féconde en résultats nouveaux et inattendus. Ainsi, M. Malgaigne nous a fait voir que le cystocèle vaginal, que l'on croyait si rare, est à lui seul aussi commun que tous les autres prolapsus pris ensemble ; il en a réformé l'étiologie, la symptomatologie et le traitement ; après le cystocèle, il a montré comme le prolapsus le plus fréquent cette singulière affection qui n'avait pas même de nom dans la langue chirurgicale, le *rectocèle vaginal*, dont il a tracé une histoire complète ; enfin il a insisté sur la rareté excessive de la chute du vagin ; encore est-ce une affection toute différente de celle qui est décrite dans les auteurs, et qui paraît absolument imaginaire. La troisième partie du cours, consacrée enfin aux hernies étranglées, sans avoir le caractère clinique des deux autres, n'aurait pas offert moins d'intérêt peut-être par la nouveauté des aperçus. La nouvelle doctrine de M. Malgaigne sur les étranglemens herniaires a assez fortement agité les esprits pour que l'idée essentielle n'en soit pas présente à la mémoire de nos lecteurs; je dirai seulement que, parmi les argumens empruntés par le professeur à l'anatomie pathologique, moi-même j'ai été assez heureux pour lui procurer des pièces irréfragables qui confirmaient positivement sa croyance en ce point : à savoir, que les véritables étranglemens se font par le collet du sac herniaire.

Nous avions recueilli des notes exactes sur les deux dernières parties de ce cours ; mais diverses considérations nous ont empêché de les publier, du moins quant à présent. Ainsi, pour les prolapsus vaginaux, M. Malgaigne a exposé lui-même toute l'histoire du rectocèle vaginal et de la chute du vagin dans un mémoire inséré parmi ceux de l'Académie royale de médecine, et nous savons qu'il s'occupe du cystocèle vaginal ; nos analyses n'auraient pu être que bien pâles auprès de ces travaux originaux. Quant aux hernies étranglées, nécessairement nous aurions été obligé, pour en tracer un tableau complet, de répéter beaucoup de choses qui se trouvent dans les auteurs ; et ces répétitions, nécessaires et indispensables dans un cours, auraient allongé ce livre sans profit pour le lecteur. D'un autre côté, la doctrine nouvelle des étranglemens a suscité tant d'opposition, qu'il valait mieux en remettre l'exposition et la défense aux mains de l'auteur lui-même. Telles sont les raisons qui nous ont engagé à présenter seulement aujourd'hui les leçons qui ont rapport aux hernies réductibles.

Nous n'avons qu'un mot à ajouter sur notre rédaction. On sait combien il est difficile de reproduire exactement les effets d'une improvisation vive, colorée, abondante : l'important était de n'altérer ni les faits ni les doctrines, et grâce à la bienveillance de M. Malgaigne, qui a bien voulu revoir notre travail, nous espérons qu'il aura au moins ce premier mérite de la fidélité.

E. G.

LEÇONS

SUR

LES HERNIES.

PREMIÈRE LEÇON.

CONSIDÉRATIONS PRÉLIMINAIRES. — ORIGINE ET OBJET DE CE COURS.

M. Malgaigne a ouvert son cours vendredi, 15 novembre 1839, dans le grand amphithéâtre des hôpitaux, en présence d'un nombreux concours d'élèves et de médecins français et étrangers. Nous reproduisons rapidement les considérations auxquelles il s'est livré dans cette première leçon.

Il y a déjà plusieurs années, dit le professeur, que je rassemble des matériaux pour le cours que je viens faire aujourd'hui. C'était un projet qui n'était pas sans quelques difficultés. D'abord, l'idée d'une clinique spéciale pour les hernies était tout-à-fait nouvelle, et je ne connais, même à présent, que deux grandes villes en Europe où elle puisse être mise à exécution : Paris, où l'institution du Bureau central attire chaque année trois mille individus environ atteints de hernies, et Londres, où la Société des bandages a également une clientelle nombreuse d'indigens, quoique moins considérable que la nôtre. D'une autre part, l'objet d'un pareil cours pouvait sembler bien rétréci, trop spécial peut-être; et, n'était-ce pas s'exposer à ce reproche de faire descendre la chirurgie dans l'atelier du bandagiste? Cette objection est spécieuse sans doute, et c'est pourquoi il convient de vous expliquer, avant toutes choses, le but et la portée de ce cours, les principales questions qui s'y rattachent, et par suite la marche que nous nous proposons de suivre.

En réfléchissant sur l'étrange distribution du traitement des hernies entre les chirurgiens et les bandagistes, on est tout d'abord frappé d'une chose, c'est que les premiers aient si complètement abandonné aux autres toute cette grande classe des hernies réductibles. Est-ce que la maladie est peu commune? Elle est si fréquente, au contraire, que, d'après mes recherches, elle atteint, en France, le vingtième de toute la population. Serait-elle sans inconvéniens? Elle agit d'une manière fâcheuse à la fois sur le moral et le physique des malades; elle les oblige à porter sans cesse un appareil mécanique fort désagréable; enfin nous montrerons que, même sans passer par l'étranglement, elle abrège notablement la vie de ceux qui en sont atteints, soit dans l'enfance, soit dans la vieillesse, soit dans les âges intermédiaires. Est-elle du moins exempte de périls? Mais pour peu que le bandage cède ou se brise, ou seulement qu'il soit mal appliqué, il suffit d'un effort pour que la hernie s'étrangle; et l'étranglement, c'est une affection des plus redoutables, où l'art lutte à peine à armes égales contre les chances de mort.

C'est là cependant la partie du traitement qui a pour ainsi dire absorbé l'attention des chirurgiens, le soin de remédier aux accidens, tandis qu'ils ont laissé en oubli le traitement palliatif ou curatif de la maladie même. A cet égard, il y a une différence capitale entre la chirurgie ancienne et la chirurgie moderne. Avant que Franco vînt décrire l'opération du débridement, vers le milieu du seizième siècle, l'étranglement était regardé comme un accident presque sans ressources, et qu'on se bornait à traiter par les topiques ; et la cure prophylactique occupait une large place dans l'enseignement chirurgical. La découverte de Franco entraîna les esprits d'un autre côté ; on étudia la hernie étranglée sous toutes ses formes, on négligea la hernie réductible ; et le soin de construire et d'appliquer les bandages fut abandonné à des artistes vulgaires et à l'empirisme le plus grossier. Aussi, à part les essais de Blégny et d'Arnaud en France, de Camper en Hollande, de Hey en Angleterre, le peu de progrès qu'a fait l'art appartient à des bandagistes ou à des mécaniciens. Les chirurgiens même, lorsqu'ils daignaient s'en mêler, se préoccupaient bien davantage de l'appareil mécanique que des indications fournies par la maladie elle-même ; et il n'y a pas cinq ans, chose étrange à dire, qu'à l'exception d'A. Cooper et de quelques-uns de ses élèves, il n'existait ni un chirurgien, ni un bandagiste qui sût rationnellement appliquer un bandage. On peut même ajouter que les derniers, ayant pour eux leur expérience, l'emportaient facilement sur les chirurgiens dirigés par de pures théories. Ainsi, quand le mécanicien Salmon eut imaginé l'appareil spécialement connu en France sous le nom de *bandage anglais*, les chirurgiens n'en comprirent pas le simple mécanisme, et n'intervinrent guère que pour faire adopter des modifications qui en détruisaient l'efficacité.

Vous pouvez, dès-lors, vous expliquer la pauvreté des articles consacrés, dans vos traités classiques, dans vos dictionnaires, non-seulement aux bandages herniaires, mais à l'histoire des hernies réductibles. Que signifiait, en effet l'histoire d'une affection dont on abandonnait le traitement? J'ai vivement senti cette lacune lorsque, pour la première fois, il y a quatre ans, je fus chargé, au Bureau central, du service des hernies. Il y a là un bandagiste qui délivre et applique les bandages, et on nomme un chirurgien qui doit en constater la bonne application. J'étais chargé de ce contrôle, et dès la première séance j'avais bien été forcé de reconnaître mon insuffisance: le bandagiste que je venais contrôler en savait beaucoup plus que moi. J'en rougis alors, et pour la chirurgie et pour moi: pour la chirurgie; car dans aucun des livres de l'art je ne trouvai de lumières satisfaisantes. Il fallut me mettre à l'étude, recueillir des observations; mais en peu de temps je vis la carrière s'agrandir, de telle sorte que ce qui était d'abord une nécessité me présenta ensuite un véritable intérêt. Depuis l'institution du service des hernies, en l'an XI, jusqu'au dernier trimestre écoulé de cette année, il s'est présenté au Bureau central près de 86,000 individus de tout âge et de tout sexe, affectés de hernies ou de prolapsus vaginaux, c'est-à-dire qu'il y a été délivré un peu plus de 5000 pessaires et plus de 80,000 bandages. Y eut-il jamais une clinique plus riche et plus nombreuse sur une seule classe d'affections? et n'était-il pas vraiment regrettable que durant tant d'années personne n'eût songé à en tirer parti?

Dans les deux premiers mois de mon service, octobre et novembre 1835, j'eus à examiner 435 individus, dont les observations furent toutes recueillies, d'abord d'une manière moins complète, puis plus étendue à mesure que nous découvrions de nouvelles questions et de nouveaux détails. J'ai fait dresser de grands tableaux synoptiques de toutes ces observations, sur lesquelles seront basés en partie les résultats que j'ai à vous soumettre. Mais depuis cette époque, j'ai fréquemment repris ce service; et en me bornant alors à recueillir les observations les plus intéressantes, je n'ai pas négligé d'examiner les autres sujets, en vue de vérifier toujours mes premières conclusions ; et je n'irai pas au-dessus de la vérité quand je dirai que j'ai vu de mes yeux, palpé et réduit de mes mains plus de deux mille hernies. Tels ont été les matériaux qui m'ont servi à tracer l'histoire pathologique des hernies ; mais pour l'histoire des bandages, il fallait d'autres recherches. Je commençai par recueillir tout ce qui avait été écrit, autant qu'il fut possible de me le procurer, sur la confection et l'application des bandages ; cela ne me mena pas très loin. Il y a dans Paris sept à huit bandagistes renommés, en possession de la faveur publique, et qui du moins ont fait des efforts pour la mériter en créant des appareils nouveaux, en modifiant les anciens, presque tous munis de brevets d'invention et d'approbation des sociétés savantes. Je choisis au Bureau central quelques hernies des plus difficiles à contenir, et je les conduisis successivement chez tous ces bandagistes, afin d'essayer tour à tour leurs bandages sur les mêmes sujets et dans les mêmes conditions, seule manière d'en vérifier l'efficacité. Quelques-uns s'y prêtèrent avec beaucoup de complaisance, d'autres avec une répugnance mal dissimulée ; on aurait dit qu'ils craignaient de laisser pénétrer un profane dans les arcanes de leur sanctuaire ; jusque-là, maîtres absolus dans leur art, ils prévoyaient bien que dès que les chirurgiens viendraient à s'en occuper, ils n'occuperaient plus qu'un rang secondaire. En un mot, j'allais, par le fait de ces études spéciales, détruire l'indépendance de leur spécialité et la rattacher à la chirurgie.

Mais du moins, Messieurs, ces recherches que je viens de vous exposer ont-elles fourni des résultats bien importans, et capables de répandre de l'intérêt sur un cours tel que celui-ci ? Je crois pouvoir l'affirmer sans crainte. Déjà j'ai communiqué à l'Institut un grand travail sur la proportion des hernies dans la population ; question souvent agitée, jamais résolue, et dont la solution intéresse à la fois l'hygiène publique, la pathologie, et, comme vous le verrez, la thérapeutique. J'ai présenté à l'Académie de médecine, qui l'a inséré dans ses mémoires, un autre travail sur une affection jusqu'à présent inconnue, le rectocèle vaginal, dont j'ai pu tracer à la fois l'étiologie, les signes et le traitement ; et ces travaux ne sont que le début d'un grand nombre d'autres. Sachez-le bien, il est impossible de recueillir et de comparer plusieurs centaines d'observations sur une seule classe d'affections, sans qu'il en sorte d'importans corollaires. C'est avec cette masse de faits que nous vérifierons tour à tour ce qui a été avancé, souvent fort à la légère, sur les causes des hernies, leur mode de développement, leurs symptômes et les accidens qu'elles entraînent, même l'étranglement mis à part. Nous verrons dans quelle proportion se montrent les diverses espèces de hernies, et, par exemple, je vous montrerai, contrairement à tout ce que vous trouverez dans vos livres, que la hernie inguinale est plus fréquente chez la femme que la hernie crurale ; je mettrai sous vos yeux les quatre phases du développement des hernies inguinales, dont deux sont restées jusqu'ici à peu près méconnues. Nous établirons cette division capitale des hernies de l'enfance, de la jeunesse et de la vieillesse ; puis nous étudierons toutes les variétés de bandages, les règles de leur application, l'effet qu'on peut s'en promettre pour la cure radicale ; et, après les hernies, nous étudierons de la même manière les prolapsus chez la femme, tout aussi peu connus pour la plupart. Ainsi tous vos livres vous décrivent des prolapsus du vagin ; je n'ose vous promettre de vous en faire voir un seul, tant ils sont rares, et, s'il nous en vient quelque exemple, vous verrez encore qu'ils ne ressemblent nullement à la description fantastique qu'on en a faite. On vous donne le cystocèle vaginal comme très rare ; vous le verrez ici le plus commun de tous les prolapsus. Le rectocèle enfin n'avait pas même de nom dans la langue chirurgicale ; vous le trouverez aussi commun pour le moins que les véritables chutes de matrice. Et, ce qui est le plus important pour vous, c'est que ces descriptions nouvelles, ces assertions si contraires à celles des livres, qu'elles pourraient passer pour téméraires dans un cours théorique, vous les vérifierez vous-mêmes sur nature, et dans les deux mois que durera ce cours, vous aurez pu examiner plusieurs centaines de malades. Aussi ne saurais-je terminer cette leçon sans remercier publiquement le conseil des hôpitaux qui, en mettant à ma disposition cet amphithéâtre, m'a permis d'instituer un véritable cours clinique des hernies, impossible partout ailleurs.

Je n'ajouterai plus qu'un mot ; ce cours serait cependant incomplet, si nous laissions en arrière les lumières que peut fournir l'anatomie, soit pour le développement, soit pour l'étranglement, soit pour la cure palliative ou radicale des hernies. Ce sera comme une deuxième partie de ce cours, que nous ne pourrions commodément poursuivre dans cet amphithéâtre ; et en conséquence, quand la partie clinique de cet enseignement sera épuisée, je vous donnerai rendez-vous pour le reste dans un des amphithéâtres de l'Ecole-Pratique.

DEUXIÈME LEÇON.

PRÉDISPOSITIONS GÉNÉRALES DES HERNIES.

La grande question, dit M. Malgaigne, qui doit être agitée dans cette leçon, sera celle des prédispositions aux hernies ; question étudiée trop superficiellement, ou même absolument négligée par les chirurgiens les plus recommandables. Pour l'aborder, il faut faire usage de cet esprit de contrôle dont doit s'armer tout homme consciencieux qui cherche la vérité ; il est facile d'en relever l'importance en déroulant devant vous toute la logique des chiffres, témoignage puissant qui légitimeront mes assertions, elles-mêmes sorties de leur valeur numérique. Ces recherches ne sont pas seulement une affaire de simple curiosité ou de pure théorie, car en elles sont renfermés des corollaires pratiques ; les hernies même simples entraînent des conséquences graves qui intéressent le médecin hygiéniste, le chirurgien militaire, et tous les praticiens. Nous allons d'abord essayer de déterminer le rapport des individus affectés de hernie à la population générale ; et avant de passer à nos propres recherches, nous exposerons rapidement les essais tentés jusqu'ici dans la même direction.

DU RAPPORT DES HERNIES A LA POPULATION. — CONJECTURES ET STATISTIQUES D'ARNAUD, DE BORDENAVE, LOUIS, JUVILLE, TURNBULL, SHELDRAKE, KNOX, MARSHALL.

Arnaud commence par poser comme une chose constante que le 8e des hommes au moins est affecté de hernies. — Sur 1000 hommes levés en Angleterre, de 16 à 40 ans, pour le régiment des gardes, il s'est trouvé 90 hernieux ; et il ajoute que si l'on comprenait dans cet examen tous les âges jusqu'à 80 ans, la proportion s'élèverait à un 7e.

Des charlatans s'étant emparés de l'assertion d'Arnaud pour relever l'importance d'un prétendu procédé curatif des hernies, l'Académie royale de chirurgie s'occupa de la question. Bordenave avança qu'il y avait au plus un centième de la population affecté de hernies. Louis trouva:

A la Salpêtrière :
Sur 7027 femmes, 220 hernies = 3 : 100 ou 1/33.
A Bicêtre :
Sur 3800 homms, 212 hernies = 6 : 100 ou 1/16.
Aux Invalides :
Sur 2600 soldats, 155 hernies = 7 : 100 ou 1/15.
A la Pitié (enfans et adolescens) :
Sur 1037 sujets, 21 hernies = 2 : 100 ou 1/50.

C'étaient là enfin des chiffres, mais qui ne sauraient mériter une foi entière ; car Louis n'avait certainement pu examiner toutes les vieilles femmes qui peuplaient la Salpêtrière, surtout en dehors de l'infirmerie, et il en a été de même quand de nos jours on a voulu refaire un recensement des femmes hernieuses du même hôpital. La même difficulté se présente pour l'hôpital des Invalides. Nos vieux soldats, dont la réception aux Invalides a été gagnée par leurs services, ne se prêtent guères à ces recherches, et M. Larrey, qui jouit cependant d'une popularité bien méritée dans toute l'armée française, éprouva de la résistance de la part de ces militaires, quoique contemporains des mêmes campagnes ; il en eut la preuve, quand il voulut faire lui-même la revue de tous les moignons de l'hôpital. Les données statistiques de Louis sont donc exposées à des objections graves.

Juville admit en Allemagne et dans le Nord, pour les hommes, 1/30 de hernies; en Italie et en Espagne, 1/15; en France et en Angleterre, 1/20. Il était fournisseur de l'armée française, qui était alors de 120,000 hommes, et il délivrait environ 3000 bandages par an.

Jusqu'ici nous ne sommes pas sortis de la France ; des efforts analogues ont été faits en Angleterre, mais plus tard et seulement depuis le commencement de ce siècle. Turnbull prétendit d'abord que les hernieux formaient le 1/15 de la population mâle des trois royaumes ; et Sheldrake porta cette proportion à 1/10. Tous deux nous ont laissé ignorer sur quelles bases reposaient leurs assertions ; Sheldrake rapporte seulement une statistique faite à l'hôpital de Greenwich, d'où il résulterait que sur les marins, la proportion serait seulement de 1/15 à 1/40. Mais cette statistique est sujette aux mêmes objections que celles de Louis.

Plus récemment, la Société des bandages de Londres a été bien plus loin encore ; d'après ses approximations, la proportion des hernies serait d'un 1/9 au moins chez les gens livrés à de violens exercices ; et d'un 1/15 sur toute la population, les deux sexes compris ensemble. En revanche, le docteur Knox, combattant toutes ces assertions, semble se rapprocher de l'opinion de Bordenave ; et enfin, tout récemment, le docteur Marshall a donné des chiffres d'où l'on pourrait induire que la proportion est d'un 32e à un 50e.

Comme on le voit, ces données statistiques n'étaient point satisfaisantes. D'où la nécessité de reprendre ces calculs ; et pour arriver à des résultats véritablement scientifiques, il fallait prendre en considération toutes influences prédisposantes aux hernies : telles que l'âge, le sexe, les classes de société, les professions, la taille, les localités géographiques, le nombre et les espèces de hernies, etc. C'est précisément là le travail auquel je me suis livré, et qui se distingue des autres où l'on numérotait seulement le nom des personnes hernieuses, abstraction faite de toute distinction d'âges, de sexes, etc. ; tout cela confondu sous le mot collectif : population.

DE LA PROPORTION DES HERNIES SUIVANT LES SEXES.

Il est reconnu que la population masculine est plus fréquemment frappée de maladies que la population féminine. Les salles de chirurgie et de médecine des hôpitaux l'attestent. Ceci est encore vrai des hernies.

Selon les chiffres de M. Louis, il y aurait 2 hernies chez l'homme pour 1 chez la femme.

Un bandagiste d'Amsterdam, Monnikoff, avait trouvé le rapport de. 3 à 1

Mathey, à Anvers, de. . . . . 4 à 1

L'ancienne société de Londres, de. . . . . . 6 à 1

La nouvelle société, de plus de. . . . . . . 6 à 1

Notons que la proportion de 6 hommes pour 1 femme, en Angleterre, est trop forte, si on considère avec Knox que les Anglaises répugnent bien plus à la visite que les

Françaises. Dès lors on ne peut savoir au juste le nombre des hernies dans le sexe féminin de ce pays. D'ailleurs, il y a eu peut-être aussi des doubles emplois dans les registres des deux sociétés de Londres. En effet, telle personne peut venir réclamer deux, trois et quatre fois un bandage dans la même année, tandis que d'autres conservent le même bandage pendant deux, trois et quatre ans, et la moyenne de la durée d'un bandage n'est point encore fixée.

Nous avons cherché à éviter tout reproche à cet égard, à écarter tous ces doubles emplois, et enfin, pour avoir des termes de comparaison et des moyens de contrôle, nous avons formé trois séries d'observations correspondant à trois époques différentes :

Ainsi en octobre et novembre 1835, nous avions recueilli 435 observations, sur lesquelles il y avait 25 cas de prolapsus. Ces cas écartés, restaient 410 hernies, dont 335 chez les hommes et 75 chez les femmes : le rapport était de 4 1/2 à 1.

En 1836, sur 2767 hernies, 2203 hom., 564 fem. = 4 à 1 (3,93).
En 1837, sur 2373 — 2884 h. 489 f. = 3,89 à 1.

De ces trois colonnes de chiffres il faut conclure le rapport de 4 à 1.

DE LA PROPORTION DES HERNIES SUIVANT LES AGES.

Je ne sache pas que personne se soit spécialement occupé de cette question, qui est cependant une des plus curieuses et des plus importantes. Je n'ai trouvé qu'un seul document où l'on ait tenu compte des âges ; c'est un tableau de la Société de Londres, où les hernies sont rangées par périodes de dix années, ce qui est déjà trop peu précis ; de plus, on y a mêlé les hommes et les femmes à la fois ; nous avons encore à craindre ici, comme pour la question précédente, qu'il y ait eu des doubles emplois ; et enfin, Messieurs, tous les travaux de ce genre sont exposés à une objection capitale, la difficulté de connaître l'âge précis des individus.

C'est une chose étrange, mais très réelle, que le peu de soin que prennent de leur âge les peuples peu civilisés : les Arabes d'Alger sont, pour la plupart, incapables de dire leur âge. Il paraît, d'après les statisticiens, que des difficultés du même genre se rencontrent fréquemment en Angleterre, et M. Moreau de Jonnès a rapporté cette curieuse histoire d'un savant anglais qui, s'occupant de recherches sur les âges, ne put parvenir à savoir l'âge ni de sa femme ni de sa servante. En France, les hommes du peuple savent presque tous l'année, et souvent le mois et le jour de leur naissance ; les plus ignorans ont des points de répère dans les grands événemens politiques qui ont marqué les cinquante dernières années de notre histoire, et, sous ce point de vue, peut-être nos chiffres sont-ils plus exacts que ceux de la Société de Londres. A quoi il faut ajouter que nous les avons distribués en trois séries, et que ces trois séries étant univoques donnent une consistance bien plus forte aux résultats.

Or, si prenant d'abord le nombre total des hernies observées, nous recherchons la proportion de celles qui se sont présentées dans la première année de la naissance, nous trouverons qu'elle est, terme moyen, d'un 52e; variable dans les deux sexes, pour les enfans mâles elle est d'un 38e, pour les filles seulement d'un 62e. La proportion est de beaucoup plus forte pour le sexe féminin à cet âge, que pour toutes les époques de la vie prises ensemble ; la raison peut s'en donner facilement. Il s'agit ici surtout de hernies inguinales et exomphales ; pour les dernières, les deux sexes n'ont rien alors qui les y dispose l'un plus que l'autre ; pour les inguinales, le canal de Nuck chez les filles est aussi fréquemment ouvert que le canal inguinal chez les garçons : seulement la descente des testicules est une cause de plus chez ceux-ci, qui explique le nombre plus considérable de leurs hernies congéniales.

A l'âge de 1 à 2 ans la proportion baisse beaucoup, mais plus encore de 2 à 5 ans ; et nous verrons plus tard que cette baisse n'est pas en accord avec les pertes subies par la population ordinaire de cet âge. De 5 à 13 ans la décroissance continue, à peu de chose près, d'une égale manière pour les deux sexes ; et notez surtout que c'est l'époque comprise entre 8 et 9 ans qui fournit le moindre nombre de hernies. Il semble que là s'arrêtent les hernies du premier âge, et que de nouvelles causes vont agir ensuite pour produire des hernies nouvelles ; à partir de 13 ans surtout, l'augmentation est sensible ; mais jusqu'à la vingtième année, elle porte presque exclusivement sur le sexe masculin.

Peut-on se rendre compte de ce curieux résultat ? Je le pense, Messieurs. En effet, jusque vers l'âge de 10 à 13 ans les jeux de l'enfance sont les mêmes pour les deux sexes, les mêmes exercices doivent donc les prédisposer à des chances égales de hernies. Le contraire s'observe au-dessus de 10 ans ; en effet, ces jeux changent, ils deviennent plus violens en quelque sorte pour les garçons ; dans la classe aisée, ce sont l'équitation, les sauts, l'essai de la force en soulevant des fardeaux ; dans les classes ouvrières, les débuts pénibles d'un rude apprentissage dans une profession qui exige des efforts musculaires ; opposez à ce tableau celui des habitudes dans lesquelles notre système d'éducation élève les jeunes filles, et on concevra que la vie retirée et sédentaire de celles-ci les expose beaucoup moins aux hernies.

Mais arrivons à 20 ans ; de là jusqu'à 28 ans l'accroissement est marqué, mais plus peut-être chez les femmes que chez les hommes. Alors surtout chez les premières se montrent les exomphales accidentelles et les hernies crurales excessivement rares avant cet âge, si rares, que pour ma part je n'en ai encore vu qu'un exemple. C'est qu'alors la femme est mariée, les phénomènes de puberté, de menstruation, et surtout de grossesse, agissant particulièrement sur les dispositions matérielles du bassin et de ses parties molles, préparent tout aussi bien la dilatation des ouvertures crurales et celle des ouvertures inguinales ; de même ils déterminent l'élargissement de la ligne blanche, l'écartement des muscles droits de l'abdomen : de là les prédispositions nouvelles et communes à cet âge, à ces diverses espèces de hernies qui se montrent en quelque sorte en concurrence l'une de l'autre. Le résultat total des chiffres montre un accroissement de hernies de 1 quart chez les hommes, il est du double chez les femmes ; et ces changemens coïncidant avec la diversité des âges et la diversité des causes probables que nous avons signalées, sont de nature à frapper l'attention de l'observateur.

Allons plus loin ; de 28 à 30 ans, toujours accroissement de hernies, et surtout chez les femmes; ne pourrait-on pas s'en prendre à cette circonstance : à l'augmentation des pelotons graisseux voisins des ouvertures herniaires du bas-ventre, lesquels s'y engagent souvent et préparent la voie comme on l'observe? Ajoutez à cela que la femme est généralement plus riche en embonpoint, c'est-à-dire en élémens adipeux.

De 30 à 35 ans les choses restent à peu près au même état, le nombre des hernies est stationnaire.

Mais alors la seconde jeunesse est finie ; l'âge viril commence, et va amener à son tour de remarquables résultats.

De 35 à 40 ans la progression numérique marche et se double presque chez les deux sexes, elle est même supérieure à celle des années suivantes.

De 40 à 50 ans, en effet, le nombre des hernies diminue un peu chez les hommes, mais une prédominance marquée reste chez les femmes. Ainsi, de la naissance à 1 an elles offraient moitié du chiffre des hernies de l'autre sexe ; de 1 à 4 ans la proportion descendait au quart, puis bien plus bas encore, et elle ne remontait au quart que vers l'âge de 35 ans. Enfin, de 40 à 50 ans elle atteint jusqu'au tiers, mais c'est la proportion la plus forte ; et à partir de 50 ans, elle ne fait plus que décroître. D'où vient ce grand accroissement à cette époque de la vie des femmes, et d'où vient que passé 50 ans il ne se soutient pas? Notez qu'il y a ici une coïncidence remarquable avec l'âge critique, c'est-à-dire cet âge où la femme, cessant de remplir les fonctions pour lesquelles elle a été créée, passe rapidement de la maturité à une vieillesse anticipée. Elle ressent donc bien plus tôt que l'homme les effets de la détérioration de l'organisme ; de là plus de faiblesse dans les parois abdominales, et une plus grande prédisposition aux hernies. Que si passé 50 ans le nombre de ces affections paraît décroître, ce n'est pas le défaut de production qu'il faut accuser, mais la disparition plus rapide de la population hernieuse du sexe féminin. Chez l'homme, plus robuste, et doué d'une vitalité plus résistante, ce n'est que beaucoup plus tard que la mortalité est assez forte pour ne plus être masquée par la production de hernies nouvelles ; mais cette vérité n'apparaîtra dans tout son jour que quand nous aurons étudié le chiffre des hernies en rapport avec celui de la population de chaque âge. Toutefois, de 50 à 70 ans le nombre général des hernies reste à peu près stationnaire ; mais de 70 à 80 ans il baisse de moitié pour les hommes, des deux tiers chez les femmes.

DU RAPPORT DES HERNIES A LA POPULATION.

Ces premiers points établis, on voit combien le docteur Knox était hors la vérité en concluant d'un seul âge à toute la vie, puisque dans chaque série de dix années, et quelquefois de cinq, et même de deux années, le nombre des hernies est si variable. Il faut, pour établir leur rapport exact à toute la population, savoir d'abord leur rapport particulier à la population d'un certain âge, puis une très simple opération arithmétique fera le reste.

Par exemple, si nous cherchions le rapport des hernies dans la période de 20 à 28 ans au nombre total de ces affections dans tous les âges, nous trouvons, pour le sexe masculin, dans les observations de 1836, la proportion de 1 : 18,67 ;
dans celles de 1837, 1 : 17,40.

La moyenne est de 1 : 18. Comme cette période comprend d'ailleurs huit années, la proportion pour une seule année sera huit fois moindre, c'est-à-dire de 1 à 144.

Tel sera, par exemple, le rapport établi pour l'âge de 20 à 21 ans. Maintenant, pouvons-nous arriver au rapport des hernies de cet âge à celui de la population? Cela est facile, jusqu'à un certain point, à l'aide des tableaux de recrutement dressés avec soin en France. Vous savez qu'une loi appelle environ 80,000 hommes sous les drapeaux, et que l'on choisit ces 80,000 hommes sur toute la classe de 20 à 21 ans, laquelle se compose généralement de 280 à 295,000 hommes. Pour avoir des recrues de bonne constitution, on examine chaque homme tour à tour, on exempte les infirmes, et l'examen ne cesse que quand le chiffre est atteint. Les hernies étant une cause d'exemption, nous pouvons donc savoir combien d'hommes, sur un certain nombre d'examinés, ont été réformés pour hernies. Notez que je ne dis pas d'une manière absolue combien ont été atteints de hernies; car il y a des causes d'exemption bien plus puissantes, qui, lorsqu'elles existent, rendent fort inutile l'examen des anneaux herniaires; ainsi, la cécité, la privation d'une jambe, d'un bras, etc.; ainsi, avant toutes choses, le défaut de taille. Dès-lors tous ceux qui ont été exemptés pour ces causes étrangères peuvent passer réellement pour n'avoir pas été examinés sous le point de vue des hernies; et peut-être faudrait-il tous les écarter. Cependant, comme il est vrai que les hommes rejetés pour défaut de taille sont généralement moins sujets aux hernies que les hommes d'une plus haute stature, et qu'ils entrent toutefois comme un élément essentiel dans la masse de la population, j'ai pensé qu'il fallait, par cette raison, ne pas être trop rigoureux sur les défalcations, et j'ai gardé, parmi les hommes examinés, tous ceux qui avaient obtenu leur exemption d'une infirmité quelle qu'elle fût. Vous allez voir maintenant à quel résultat univoque m'ont conduit trois grands tableaux statistiques portant sur des masses d'individus, et à des époques toutes différentes.

De l'an IX à 1800, dans le département de la Seine, sur 26,083 individus soumis à l'examen, il y avait 834 hernies; un 31e.

De 1816 à 1823, sur 10,247 examinés, 314 hernies; un 32e.

Et enfin, pour toute la France, de 1831 à 1837, sur un chiffre total de 754,875 examinés, 24,221 furent exemptés pour cause de hernies; 1 sur 31,16.

La proportion flotte donc du 31e au 32e; et afin de ne rien outrer, j'ai adopté comme constante la proportion du 32e.

Si maintenant il y a un hernieux sur 32 individus de 20 à 21 ans; si, d'autre part, les hernies de 20 à 21 ans forment le 144e du nombre total des hernies, il va suffire de quelques opérations d'arithmétique pour avoir le rapport de chacun des autres âges et de tous les âges ensemble. J'ouvre l'Annuaire du bureau des longitudes ; sur 10 millions d'âmes, je vois que la population de 20 à 21 ans comprend 173,576 individus, soit pour le sexe masculin 86,788. Le 32e de ce chiffre est de 2,712, représentant le nombre des hernies à cet âge et sur cette masse. Multipliez ces 2,712 hernies par 144, vous aurez le chiffre de toutes les hernies qui peseront sur une population mâle de 5 millions, savoir 390,528 hernies; et en dernière analyse, environ un 13e. Pour les 5 millions de femmes, la proportion étant seulement du quart du chiffre des hommes, sera d'un 52e; et pour la population tout entière de 10 millions d'individus, hommes et femmes, la proportion de 1 sur 20, 50; en d'autres termes, il y a deux hernieux en France sur 41 individus.

Des calculs tout semblables pour chaque période de la vie nous conduiront à des résultats partiels bien plus étonnans encore. Ainsi, pour la première année qui s'écoule après la naissance, sur les enfans du sexe masculin, on trouve une hernie sur 21 environ. On voit combien cela nous éloigne des idées de Camper, qui, ayant trouvé les canaux inguinaux oblitérés seulement sur un 9e des jeunes sujets de cet âge qu'il avait examinés, en avait conclu qu'un 9e des garçons seulement devait échapper à la hernie congéniale.

DE LA MORTALITÉ CHEZ LES HERNIEUX.

Nous avons noté la décroissance rapide des hernies dans les années suivantes; mais il importe de la montrer en regard avec la population, pour que l'on juge de la différence entre la diminution des unes et celle de l'autre.

Avant 1 an, donc, il y avait	1	hernieux	sur 21.
De 1 à 2 ans, il n'y en a plus que	1	—	sur 29.
De 2 à 3 ans	1	—	sur 37.
De 5 à 13 ans	1	—	sur 77.

Ce qui revient à dire que la population hernieuse disparaît près de 4 fois plus vite que la population ordinaire. Or, elle ne peut s'effacer que de deux manières : par la guérison ou par la mort ; et bien que possibles, et même faciles, les guérisons sont très rares, surtout dans la population ouvrière, en raison de la mauvaise construction des bandages, et de la manière plus vicieuse encore dont on les applique. Supposez que moitié des sujets soient guéris, il devrait encore rester à 13 ans 1 hernieux sur 42 ; bien plus, il faut ajouter au chiffre primitif toutes les nouvelles hernies qu'a produites chacune des 13 années écoulées ; et nous établirons ce calcul d'une manière exacte dans une des prochaines séances. Il n'en resterait pas moins avéré que la mortalité frappe encore deux fois plus fort sur les enfans hernieux que sur les autres ; et il est essentiel de dire que l'étranglement n'entre dans cette mortalité que pour une part excessivement faible. D'où vient cependant cette mortalité plus grande ? L'étude que nous ferons prochainement des phénomènes des hernies les plus simples répondra suffisamment à cette question.

Je ne ferai pas passer sous vos yeux tous les chiffres qui ont servi d'échafaudage à l'édifice, je les ai largement développés dans un travail soumis en ce moment à l'appréciation de l'Académie des Sciences, et il suffit d'en présenter ici les résultats :

A 20 ans, la proportion des hernies à la population est remontée à un 32e ;

A 28 ans, elle est d'un 21e ;

De 30 à 35, d'un 17e ;

De 35 à 40, d'un 9e ;

Et elle reste à peu près stationnaire jusqu'à la 50e année. Alors elle monte à un sixième ; de 60 à 70, à un quart ; de 70 à 75, les hernieux forment presque le tiers de la population mâle.

Et puis alors la mortalité l'emporte sur la production ; et comme on ne peut plus ici alléguer de guérisons, vous allez voir comme les vieillards hernieux s'en vont plus vite que les autres.

De 75 à 80, la proportion redescend à près du quart ;

De 80 à 83, elle est au 14e ;

De 83 à 86, au 25e ;

De 86 à 100, au 36e.

Ou, ce qui revient au même, entre 75 et 100 ans, il meurt neuf fois plus de vieillards hernieux que d'autres ; découverte effrayante ; et vous voyez que je n'avais pas tort, quand j'annonçais par avance que ces recherches statistiques présenteraient un grand intérêt aux hygiénistes et aux praticiens. Car, il faut qu'on le sache, les hernies produisent des accidens fâcheux pour la nutrition et l'entretien de la vie, surtout parce qu'elles sont mal contenues ; et si l'on songe qu'il existe en moyenne *seize cent mille hernieux* en France, on voit combien il est urgent de chercher à perfectionner le traitement palliatif, de manière à leur donner des chances de vie égales à celles des autres citoyens.

TROISIÈME LEÇON.

SUITE ET FIN DES PRÉDISPOSITIONS GÉNÉRALES. — ÉTIOLOGIE DES HERNIES INGUINALES CHEZ L'HOMME.

Dans la séance précédente, dit M. Malgaigne, nous avons exposé la plupart des prédispositions aux hernies, spécialement leurs rapports généraux avec les sexes, les âges et la population. Aujourd'hui nous allons compléter ce sujet, après quoi nous passerons à l'étude de la hernie inguinale.

DE LA FRÉQUENCE COMPARATIVE DES HERNIES CHEZ LES RICHES ET CHEZ LES PAUVRES.

La proportion des hernies dans la classe indigente et dans la classe aisée mérite d'être recherchée. M. Richerand a constaté que le 8e et le 12e arrondissemens, qui comprennent les faubourgs Saint-Antoine et Saint-Marceau, avaient donné en l'an XI et l'an XII plus de conscrits hernieux que le 4e et le 9e arrondissement qui renferment la halle et la Cité. Cette différence demandait une explication; M. Richerand l'attribue, d'une part, à ce que les professions mécaniques forment l'occupation majeure des classes ouvrières des faubourgs Saint-Antoine et Saint-Marceau, tandis que dans les deux autres quartiers la population serait bien moins adonnée au travail qu'à des habitudes de débauche et d'ivrognerie. Mais sur quoi reposait une pareille distinction ? M. Richerand ne possédait à cet égard aucune donnée positive.

Il existe un relevé du nombre des indigens qui peuplaient les différens arrondissemens de Paris dans les années 1821, 1822, 1823 ; nous en avons profité, et nous avons remarqué qu'il était possible de diviser les arrondissemens de Paris en trois classes : les uns pauvres, les autres riches, et d'autres enfin qui ne sont ni riches ni pauvres et que l'on peut appeler aisés. Or, parmi les conscrits examinés de 1816 à 1823, j'ai compté :

Dans les arrondissemens riches (1er, 2e, 4e), 1 hernieux sur 37 ;

Dans les arrondissemens aisés (2e, 5e, 7e, 11e), 1 hernieux sur 38 ;

Dans les arrondissemens pauvres (6e, 8e, 9e, 10e et 12e), 1 hernieux sur 28.

On arrive donc par ces chiffres à cette observation que les classes riches et aisées sont notablement moins sujettes aux hernies que les classes pauvres. Mais entre les classes riches avec des habitudes d'oisiveté, et les classes aisées, où le travail vient en aide au développement des forces physiques, la proportion serait un peu en faveur de ces dernières.

De même on trouve une certaine différence entre Paris et sa banlieue. La population parisienne offre 1 hernieux sur 32 à 33 individus, tandis que la banlieue en offre 1 sur 30 à 31. Or, dans ces villages, on ne saurait accuser trop de luxe ou d'oisiveté ; le travail y abonde ; mais observez que la population y est pauvre, et vous arriverez à ce résultat que le travail uni à la misère constitue une grande prédisposition aux hernies.

Maintenant sortons de Paris ; voyons si sur une plus

grande échelle les résultats seront les mêmes, et si les climats, la nourriture, les races n'auront pas aussi leur influence.

DES HERNIES DANS LES DIVERSES PARTIES DE LA FRANCE.

J'ai essayé de rechercher la fréquence relative des hernies dans les diverses parties de la France. Déjà nous avons annoncé que la moyenne générale des hernies à Paris, qui résume et représente tout à la fois la population française, était d'un 32e. Mais cette moyenne variant ensuite selon les quartiers de Paris, il était à présumer qu'elle varierait également selon les départemens; et en effet, les relevés du recrutement militaire de la France en 1836 m'ont signalé des différences notables, et dès lors je sentis le besoin de prendre en considération la position géographique, les accidens du territoire, le type originaire des habitans, et les mélanges des générations locales par les alliances étrangères; et je dressai deux cartes de France divisées par départemens et par provinces, où je marquai, au moyen d'une teinte plus ou moins sombre, les localités remarquables par leur population plus ou moins hernieuse. Ce travail, basé comme il vient d'être dit, sur les chiffres du recrutement de 1836, facilite très bien la démonstration d'une série de faits que nous allons présenter, sinon comme certains, au moins comme arrivant à un haut degré de probabilité.

On a pensé en Angleterre que les montagnards étaient plus sujets aux hernies que les paysans des plaines, et l'on citait l'Ecosse, l'Irlande, le pays de Galles à l'appui; nous contrôlerons cette donnée par celles que nous allons recueillir relativement à la France. D'abord j'ai constaté que 54 départemens ont moins de hernies que Paris, et que 30 autres en ont davantage (le département de la Seine et la Corse sont exceptés). Or, les départemens hernieux se groupent en général vers le centre du royaume, et occupent particulièrement les bassins des grands fleuves, tels que ceux de la Seine, de la Loire et de la Garonne ; tandis que toute la frontière de l'est, occupée par la chaîne des Vosges et des Alpes, la frontière du sud formée par les Pyrénées, en offrent une proportion infiniment moindre. L'habitation des montagnes, loin d'être une prédisposition, semble donc au contraire diminuer la proportion des hernies.

Mais allons plus loin. Si vous jetez un coup d'œil sur cette carte, vous verrez une énorme tache noire, indiquant la rareté des hernies, occuper tout le littoral du nord-ouest. Ainsi, les proportions des hernies sont, pour les départemens de la Bretagne, d'un 59e à un 95e ; dans le Maine, d'un 55e à un 56e ; dans la Normandie, d'un 34e à un 78e ; vers le Pas-de-Calais, d'un 93e à un 96e.

Une autre grande tache noire se remarque dans les provinces du sud-est, le Languedoc et la Provence ; il y en a une troisième au sud, quoique bien moindre dans les départemens de l'ancienne Gascogne.

Enfin, au nord-est, s'étend une autre file de départemens où la proportion varie d'un 32e à un 95e pour la Franche-Comté, la Bourgogne, la Lorraine, l'Alsace et la Champagne.

Or, comme il y a dans ces diverses provinces des vallées profondes où cependant les hernies demeurent rares, tandis que dans la partie centrale de la France, où elles sont particulièrement communes, il est quelques départemens montagneux, il faut donc reconnaître une autre influence ; et l'on ne peut qu'être frappé de la disposition de la carte, suivant les diverses races qui forment la population française. Toutes les provinces rattachées tard à la monarchie, occupées long-temps par des races étrangères, la Normandie, l'Alsace, la Bourgogne, la Provence, cette autre province où la race primitive est restée presque pure et sans mélange, la Bretagne, offrent moins de hernieux que la France centrale, qui n'a presque jamais vu la fumée des camps ennemis ; et si nous appliquons ici les belles données de M. Milne Edwards, nous verrons que la race celtique ou gallo-romaine, qui siége spécialement au centre, est la plus sujette aux hernies ; tandis que la race bretonne ou kimrique, les races normande, germanique, ibère, en sont particulièrement exemptes.

Il est encore d'autres circonstances prédisposantes, plutôt imaginées dans le silence du cabinet que constatées sur la nature, et que l'étude de notre carte peut nous servir à vérifier. Je ne cite que pour mémoire l'usage du tabac, accusé par M. Larrey ; je ne comprends pas comment on pourrait réunir des faits en nombre suffisans pour établir une pareille cause. M. Larrey a encore indiqué l'usage de l'huile dans les alimens comme une cause prédisposante des hernies. Sans doute la nourriture de certains peuples, en devenant une cause d'obésité, peut ainsi, par suite, contribuer à les disposer à l'affection herniaire ; mais il ne faut point exagérer cette source étiologique, et surtout il faudrait être rigoureux sur la démonstration.

En consultant la carte de France et les observations des géographes les plus distingués, on aperçoit cependant une différence dans le nombre des hernieux, suivant qu'ils habitent les différentes contrées où l'on cultive l'olivier, la vigne et les pommiers à cidre. Mais les départemens du midi, qui sont la patrie de l'olivier, et qui assurément consomment le plus d'huile dans leur alimentation, sont précisément de ceux qui offrent le moins de hernieux, résultat tout-à fait contraire à la conjecture de M. Larrey. De même la ligne qui sépare les pays vignobles des pays à cidre semble marquer son influence sur le degré de fréquence de l'affection herniaire; ainsi, la Bretagne, la Normandie, la Picardie, l'Artois, présentent une proportion très faible de hernies; mais au-dessus de l'Artois, une différence énorme s'aperçoit tout à coup; le département du Nord, l'ancienne Flandre française, malgré la richesse de sa population, le grand nombre de ses villes, présente un 16e de hernieux à l'âge de 20 ans. Je pense ici qu'il faut en accuser trois causes : la nature du sol, tout en plaines, la race flamande, et enfin très probablement l'usage de la bierre, qui prédispose à l'obésité.

DES HERNIES CHEZ LES DIVERSES NATIONS ET DANS DIVERS CLIMATS.

Maintenant, quelle est la proportion des hernies par rapport aux autres populations européennes. Ici nous déclinons notre incompétence. Aucunes recherches suffisamment exactes n'ont été faites; tout se borne à des hypothèses; et tel chirurgien a fait la sienne pour avoir vu par hasard quelques hernies en plus ou en moins dans son canton. Je me bornerai donc à répéter ce qui a été dit, mais sans y attacher grande importance, et surtout sans en prendre la responsabilité.

En Angleterre, dit-on, un 15e de la population générale est affecté, ce qui donnerait plus de hernies dans la Grande-Bretagne qu'en France, où nous en comptons seulement un 20e. En Suisse, l'affection est commune. En Hollande également. Dans ce dernier pays vit la race flamande, qui s'est conservée nationale et pure de tout mélange étranger, bien qu'elle ait été soumise successivement à l'Espagne, à l'Allemagne et à la France ; l'alimentation en lait, fromage, pommes de terre, l'habitation dans des vallées humides, sont sans doute des causes prédisposantes. En effet, les Hollandais sont généralement gros et replets.

Dans une de leurs colonies au Cap de Bonne-Espérance, la hernie est tellement fréquente qu'elle ne peut servir de motif d'exemption du service militaire, au rapport du docteur Knox. Les pays chauds, l'île de Malte, selon Astley Cooper, ont beaucoup de hernies ; l'Egypte également. Ces assertions ne sont pas tout à fait aussi précises qu'on le désirerait. C'est bien pis encore quand il s'agit des races des autres continens. D'un côté, Knox croit à la rareté des hernies chez les nègres ; d'un autre côté, Marshall prétend le contraire pour les indigènes de l'Afrique centrale qui sont aussi des nègres, et même il a été frappé par le grand nombre d'exomphales chez les négrillons.

Toutefois, avant de quitter ce sujet, je n'omettrai pas une observation que j'ai faite sur un Grec, chez lequel j'ai noté une conformation particulière : le ventre est étroit, la base de la poitrine est dilatée ; c'est là un résultat de la pression long-temps continuée d'une partie de leur vêtement, je veux parler de leur ceinture, qui soutient en haut tous les viscères abdominaux, et par cela même doit s'opposer à la production des hernies. Je me suis enquis près de lui si dans son pays les hernies étaient fréquentes ; il n'avait pas seulement l'idée d'une pareille affection, et elles me paraissent devoir y être fort rares ; mais c'est une simple conjecture, et que des recherches faites sur les lieux mêmes pourront seules élever à l'état de démonstration.

Là se termine ce que nous avions à dire sur les prédispositions générales aux hernies. Nous allons maintenant aborder l'histoire de chaque hernie en particulier ; et comme la hernie inguinale est de toutes la plus commune, celle pour laquelle vous serez le plus souvent consultés, c'est elle qui devra d'abord nous occuper. Nous tracerons avant tout son histoire chez l'homme : les hernies chez la femme demandent une étude toute spéciale.

DES HERNIES INGUINALES CHEZ L'HOMME.

1° ÉTIOLOGIE. — THÉORIE DE SCARPA, DE M. J. CLOQUET. — OBSERVATIONS D'A. COOPER.

L'étiologie de la hernie inguinale a été le sujet des méditations de plusieurs autorités chirurgicales, parmi lesquelles on peut citer surtout Scarpa, en Italie ; Astley Cooper, en Angleterre, et M. J. Cloquet, en France. Je mettrai sous vos yeux toutes les théories proposées, en les soumettant toutefois au contrôle sévère de la critique et de l'expérience.

Morgagni et d'autres ont d'abord donné comme cause des hernies inguinales l'allongement du mésentère. Scarpa les a critiqués, et tout en admettant cet allongement comme nécessaire, il pense qu'il pourrait être regardé tout aussi bien comme résultat que comme cause de la hernie. Nous irons beaucoup plus loin : il n'est aucun de vous qui, ayant fait une autopsie, n'ait renversé en dehors les intestins, et qui n'ait constaté que le mésentère leur permet très bien de dépasser les limites des parois abdominales. J'ai d'ailleurs vérifié le fait par des expériences directes, en sorte que les hernies inguinales peuvent se faire sans aucun allongement du mésentère. Mais arrêtez un moment votre attention sur cette manière de faire de la science. L'allongement du mésentère, considéré comme cause ! Qui le leur a dit ? comment ont-ils vérifié une pareille cause ? comment est-il possible même de la vérifier ? Et encore, pour ceux qui l'avaient admise, quelle valeur avait-elle ? N'était-ce pas se payer de mots, et n'avaient-ils pas à rechercher quelle était ensuite la cause de cet allongement imaginaire ? Je dis imaginaire au début des hernies ; car plus tard il existe sans doute, mais seulement comme résultat.

Scarpa a mis en jeu la lutte de deux forces qui agissent sur l'abdomen, savoir : une force de pression et d'impulsion des viscères contre les parois abdominales, puis une force de réaction ou de résistance de ces mêmes parois contre les viscères. Si les deux forces se contrebalancent, la hernie ne se produit point ; elle apparaît au contraire aussitôt que la force d'impulsion du contenu l'emporte sur la résistance du contenant.

Il est à présumer que Scarpa avait une idée plus nette que celle qu'il a exprimée. Qu'est-ce que cette force d'impulsion des viscères, qu'il a empruntée à Richter ? Où la puisent-ils, si ce n'est dans la contraction même des parois abdominales ?

M. J. Cloquet a été à la fois plus exact et plus vrai. Dans tout effort, les muscles des parois abdominales et le diaphragme se contractent de manière à diminuer la capacité de l'abdomen et à comprimer les viscères contenus dans cette cavité. Ceux-ci résistent à la pression. Si les parois pressent dans tous les points avec une égale force, l'effort se fait sans accident ; si les parois agissent très fortement en quelques points, plus faiblement en d'autres, les points faibles céderont à la résistance des viscères et à l'impulsion qui leur est communiquée par les muscles, et il y aura hernie.

M. J. Cloquet ne s'est point arrêté là. Il a bien vu que les hernies inguinales étaient plus fréquentes à droite qu'à gauche, et il en a donné une théorie si spécieuse qu'elle mérite de rester dans la science. La voici : l'homme étant debout et faisant un effort, son diaphragme s'abaisse, et, en raison de son inclinaison propre, chasse en bas et en avant les viscères, car sa ligne centrale d'impulsion les pousse sur l'hypogastre ; mais alors également des deux côtés. Si l'homme est courbé en avant et offre le ventre ployé en deux par le rapprochement du pubis et du sternum, la ligne d'impulsion se déplace : le diaphragme et les autres muscles abdominaux agissant, elle dirige les viscères vers le bassin et les ouvertures péritonéales. Jusqu'alors l'effort se partage avec égalité sur les deux côtés ; mais si maintenant on examine un droitier voulant tout exécuter du côté droit, soulever des fardeaux, en charger son épaule, tirer des armes, etc., on verra qu'il courbe son corps en sens inverse pour aider le mouvement d'effort qui se passe du côté droit. Or, les conséquences de cette attitude sont la diminution de la paroi latérale gauche, l'inclinaison du diaphragme qui est telle que ces viscères sont repoussés vers l'aine droite ; de là la hernie dans cette région. Le fait contraire doit arriver chez les gauchers.

Je le répète, cette théorie est si simple et si spécieuse, que j'en avais été séduit moi-même avant de la soumettre au contrôle de l'expérienee. Mais dans la visite même de ce jour vous avez vu plusieurs sujets qui s'étaient fait une hernie du côté gauche en portant un fardeau sur l'épaule droite, et réciproquement ; et je suis arrivé même à cette conclusion, toute contraire à la théorie, que le plus grand nombre des hernies inguinales se font du côté où les muscles abdominaux se contractent le plus. Voici, d'ailleurs, des chiffres qui ne sont pas moins défavorables à la théorie de M. J. Cloquet.

Il avait fort bien vu que, si les choses se passaient ainsi, les droitiers devaient avoir leurs hernies à droite, les gauchers à gauche. Or, sur 313 observations de hernies inguinales, j'en ai trouvé 40 venues des deux côtés à la fois; et sur les 273 restantes, 171 droites et 102 gauches. D'une autre part, sur un nombre de 182 pris parmi ces mêmes hernieux, j'ai rencontré 160 droitiers, 15 gauchers, et les autres ambidextres; d'où ces proportions qui démentent les prévisions de M. J. Cloquet : 11 droitiers pour 1 gaucher, et cependant moins de deux hernies droites pour une hernie gauche. Nos chiffres démontrent donc la présence d'un grand nombre de hernies gauches, même chez des droitiers.

Sir A. Cooper, ce chirurgien d'un génie si observateur, à qui Dupuytren seul, dans notre France, peut être opposé, se recommande en ce moment à notre attention par son étude des causes et prédispositions des hernies; il nous arrivera souvent de nous rencontrer d'accord avec lui. Il en fait deux grandes classes : dans l'une il range tout ce qui peut augmenter la pression des muscles, et dans l'autre tout ce qui diminue la force de résistance des parois abdominales. De là des hernies par excès ou par défaut de force. Nous sommes précisément arrivés, poursuit M. Malgaigne, aux mêmes conclusions par d'autres voies d'observation.

Arrivant à des causes plus spéciales, A. Cooper place en tête la faiblesse de constitution. En effet, chez les convalescens, les femmes parvenues à l'âge critique, chez les vieillards, chez les buveurs de liqueurs spiritueuses qui font perdre l'appétit en affaiblissant l'organisme, chez les pauvres gens qui soutiennent leur misérable existence avec la plus mauvaise alimentation, il arrive très facilement des hernies au moindre effort tenté par eux. Ajoutez à cela l'asthme, les catarrhes et autres maladies qui provoquent la toux ; la dilatation de la cavité abdominale par l'ascite, la grossesse, etc. Sir A. Cooper a noté aussi, et avec juste raison, l'hérédité ; mais il y a joint une explication qui n'est peut-être pas bien exacte. Les enfans de parens herniеux, selon lui, auraient l'anneau inguinal externe très dilaté et à peine muni de fibres rares à son angle externe et supérieur. J'ai vu bon nombre de hernies héréditaires ; vous en verrez vous-mêmes ici en quantité, et vous trouverez bien rarement la disposition signalée par A. Cooper.

Il a encore noté comme causes spéciales un effort considérable, surtout quand le sujet est dans une attitude fléchie, et qu'il cherchera à soulever un lourd fardeau gisant à terre ; les rétrécissemens de l'urètre, la constipation, l'étranglement du corps par les pantalons serrés, la pression du bas-ventre par les objets que la profession commande de façonner, comme chez les cordonniers ; le saut, l'équitation, la marche forcée des petits enfans en retard de celle des grandes personnes qui les tirent par le bras, le cahot des voitures, etc.

Toute cette étiologie d'A. Cooper est fondée sur une observation exacte, et il est étonnant qu'avec le nombre toujours assez restreint de faits qu'il a pu recueillir, il soit ainsi arrivé de premier saut aux mêmes conclusions qui nous ont été révélées par la puissance des chiffres. Nous allons maintenant vous exposer nos propres recherches ; et d'abord nous commencerons par une donnée oubliée même d'A. Cooper, l'influence des âges.

INFLUENCE DES AGES SUR LES HERNIES.

Nous avons déjà étudié cette question sous deux formes : d'abord, en considérant pour chaque âge la proportion des hernieux qui se présentaient à nous en comparaison du nombre total ; puis la proportion de hernieux dans chaque âge à la population générale ; il reste enfin à rechercher, pour les hernies inguinales en particulier, à quelle époque précise elles apparaissent en plus grand nombre. Ici les chiffres seront moins nombreux, mais ils résultent d'observations recueillies soigneusement une à une, et je crois pouvoir répondre de leur exactitude. Or, sur un total de 300 hernies inguinales, il s'en est déclaré :

De 0 à 1 an,	22 hern.
De 1 à 5,	7
De 5 à 10,	15
De 10 à 20,	26
De 20 à 30,	45
De 30 à 40,	66
De 40 à 50,	42
De 50 à 60,	36
De 60 à 70,	30
De 70 à 89,	11
	300

Ce troisième tableau, concordant avec les deux autres, nous permet d'établir trois grandes époques dans la vie pour le développement des hernies, savoir : de la naissance jusqu'à 8 ou 10 ans environ ; de 10 à 35 ans, et de 35 ans à l'extrême vieillesse. En effet, dans la première époque vous voyez les hernies, d'abord très nombreuses, aller rapidement en diminuant ; dans la seconde, vous saisissez d'abord une recrudescence marquée, qui va en augmentant d'une manière notable, mais graduée ; et enfin, dans la dernière, les hernies se produisent en telle abondance qu'il faut bien reconnaître des causes nouvelles de production. Les premières sont les *hernies de l'enfance*, dites aussi congéniales ; les secondes, *hernies de la jeunesse ;* les troisièmes, *hernies de l'âge mûr et de la vieillesse.*

Un mot d'abord sur les hernies appelées congéniales. Si l'on entend par là, et c'est le sens le plus généralement adopté, des hernies venues au fœtus dans le sein de la mère, il n'en existe pas, dit M. Malgaigne : on n'en a point publié d'observation bien précise; et, en l'absence de faits authentiques, il est permis de douter de leur existence. Chaussier en cite deux cas, mais il ne les a pas vus lui-même. Or, deux observations seulement en présence de la multitude des nouveau-nés non hernieux au moment de l'accouchement que reçoit la Maternité, doivent nous paraître suspectes.

Interrogez les mères des enfans qui portent des hernies, elles vous répondent : la hernie est venue 1, 2, ou plusieurs jours après la naissance. J'ai consulté M. Moreau, accoucheur des plus compétens, pour décider la question, et il m'a dit n'avoir jamais vu naître des enfans avec une hernie. La question est donc jugée. Ainsi point de hernie avant la naissance, et les prétendues hernies congéniales ont été beaucoup mieux appelées *hernies dans la tunique vaginale.* Vous en connaissez la cause ; il y a chez beaucoup de sujets une libre ouverture de communication entre la tunique vaginale et le péritoine : voilà pourquoi les hernies sont si communes dans les premières années de la vie, et pourquoi elles diminuent à mesure que les progrès de l'âge oblitèrent cette voie de communication. On peut cependant en voir survenir fort tard chez les sujets où le testicule descendant fort tard lui-même pousse devant lui le péritoine, et laisse le chemin ouvert aux intestins.

De 10 à 35 ans une autre cause amène d'autres hernies ; je pense qu'il faut accuser ici l'excès de force des muscles abdominaux, l'abus de cette force dans les luttes, les sauts, les travaux professionnels, et je les nomme *hernies de force.* Enfin, à partir de 35 ans, viennent les *hernies de faiblesse.* L'homme, après avoir acquis toute sa force, la perd ensuite ; ainsi la résistance des parois abdominales cède et laisse échapper les viscères. Ajoutons par avance ce résultat de l'observation : les hernies de faiblesse sont infiniment moins curables que les hernies de force et que celles de l'enfance.

QUATRIÈME LEÇON.

SUITES DES CAUSES PRÉDISPOSANTES DES HERNIES INGUINALES CHEZ L'HOMME. — INFLUENCE DES PROFESSIONS. — DE L'HÉRÉDITÉ. — DE LA TAILLE. — FORME DU VENTRE. — PRÉDOMINANCE DU COTÉ DROIT DU CORPS. — CAUSES EFFICIENTES.

Dans notre dernière séance, dit M. Malgaigne, nous avons dit, en parlant de l'influence des races, que les nègres, rarement atteints de hernies, au rapport du docteur Knox, y étaient fort sujets, au contraire, selon le docteur Marshall. L'exomphale, en particulier, était noté par ce dernier médecin comme la hernie la plus commune chez les peuplades africaines. Je reçois en ce moment de l'un de vous une note à ce sujet. M. Fortineau m'apprend que son père, médecin et planteur à la Louisiane, a observé que la plupart de ses négrillons étaient atteints d'exomphale, et il s'est même efforcé d'y remédier par l'application sur le ventre des nouveau-nés d'un bandage de corps que les négresses négligent tout-à-fait.

La cause de cette fréquence de la hernie ombilicale serait sans doute curieuse à rechercher. Serait-ce l'absence du maillot, l'abandon des enfans qui marchent, à la manière des quadrupèdes, sur leurs quatre membres ; les dispositions du bassin, la saillie de leur ventre, les influences de race ?.. Nous sommes trop loin du théâtre des recherches pour nous permettre même des conjectures à ce sujet.

Du reste, après avoir épuisé la série des prédispositions générales des hernies, nous avons passé à l'étude des hernies inguinales, et nous avons déjà déterminé à leur égard l'influence des âges ; la question qui se présente ensuite est celle de l'influence des professions.

INFLUENCE DES PROFESSIONS.

Au premier abord, il semble facile de recueillir sur cette question de nombreux matériaux. En effet, l'on prend note, au Bureau central, de la profession de tous ceux qui viennent réclamer un bandage ; mais on ne tient compte que de leur profession actuelle, et, ce qui est surtout essentiel à savoir, c'est la profession qu'ils exerçaient avant et à l'époque de leur hernie. J'ai étudié cette circonstance sur 247 malades ; et ces 247 hernieux se trouvant éparpillés, pour ainsi dire, en 85 professions différentes, il ne paraissait pas que l'on pût tirer aucune conclusion de ces recherches. J'ai eu l'idée alors de classer toutes les professions en deux catégories, savoir :

1° Les professions où l'on travaille debout ;

2° Les professions où l'on travaille assis.

Puis j'ai comparé ; c'est alors que j'ai obtenu quelques renseignemens sur le degré d'influence de chaque genre d'occupations industrielles. Sur 247 hernies inguinales, les professions debout nous en ont donné 187, et les professions assises 60. La proportion était donc de 3 : 1. Mais cette proportion est-elle la même dans tous les âges? D'après nos vues sur les hernies de force ou de faiblesse, les professions debout devaient surtout en donner une grande proportion dans la jeunesse. C'est, en effet, ce qui est arrivé, et nous avons trouvé :

De 15 à 35 ans, pour les professions debout, 83 hern.
— pour les professions assises, 21
La proportion est de 4 : 1.
De 35 à 80 ans, pour les professions debout, 104
— pour les professions assises, 39
La proportion est de 2 1/2 à 1.

Ainsi, les professions debout exposent le plus aux hernies de force, et donnent comparativement plus de hernieux à l'âge où se produisent ces hernies.

Sans doute, il serait fastidieux d'énumérer la proportion de hernieux fournis par chaque profession en particulier, et je me bornerai à citer celles qui en ont donné le plus. Ainsi, sur un total de 187 hernies provenant des professions debout :

Les hommes de peine, journaliers, ont donné	37 hern.
Les maçons,	10
Les menuisiers,	9
Les commissionnaires,	9
Les boulangers,	6
Les tourneurs, ébénistes, etc.,	6

Et sur le total de 60 hernies fournies par les professions assises :

Les carriers en ont donné	9
Les tisserands et gaziers,	9
Les tailleurs,	4
Les cordonniers,	3

Je dois faire remarquer ici que cette classification ne va pas sans un peu d'arbitraire. En effet, il est des professions mixtes où l'on travaille tantôt debout, tantôt assis; tout cela doit être mis en ligne de compte, ainsi que d'autres circonstances qui se joignent aux efforts que commandent les diverses professions. Ainsi les cordonniers appuient vigoureusement leurs instrumens sur la partie supérieure de leur ventre, et refoulent en bas les viscères ; les tailleurs, par l'attitude croisée de leurs jambes et la forte flexion du tronc, diminuent excessivement la hauteur de la paroi abdominale antérieure, élargissent leurs anneaux, quoi qu'en disent les anatomistes, et par cela même se prédisposent aux hernies de faiblesse si difficiles à contenir, etc. Quant aux militaires, je n'ai pas encore une statistique assez étendue pour établir la fréquence relative des hernies dans l'infanterie et la cavalerie. Les chirurgiens des régimens pensent généralement que les cavaliers sont plus sujets à l'affection herniaire que les fantassins. Il ne s'est présenté à nous que 15 sujets qui avaient eu leur hernie étant fantassins, et 3 seulement qui avaient servi dans la cavalerie. Comme d'ailleurs la cavalerie est beaucoup moins nombreuse que l'infanterie, on ne saurait rien conclure de ces chiffres. Plus tard nous rechercherons si, indépendamment de l'exercice du cheval, il n'est pas d'autres causes prédisposantes, telles que la hauteur de la taille. Mais arrivons d'abord à l'étude de l'influence de l'hérédité.

DE L'HÉRÉDITÉ COMME CAUSE PRÉDISPOSANTE AUX HERNIES INGUINALES.

C'est là, Messieurs, une grande question, à peine touchée par les auteurs. Je possède à cet égard des chiffres très significatifs, et désormais il ne sera plus permis de parler à la légère des causes héréditaires, comme par le passé. L'hérédité est une des plus puissantes influences, car on ne peut la contrebalancer; et l'affection herniaire qu'elle procure a toujours de la tendance ou à résister aux moyens de l'art, ou à récidiver si l'on parvient pour un temps à la guérir; car l'organisme ne cesse pas d'être soumis à son empire.

Or, avant de vous indiquer l'énorme proportion que j'ai rencontrée de hernies de famille ou héréditaires, je dois vous faire remarquer que probablement elle n'est pas encore aussi forte qu'elle devrait l'être, et voici pourquoi. Quand vous demandez à un individu si d'autres que lui ont des hernies dans sa famille, il y en a beaucoup qui l'ignorent ou qui répondent non à la légère ; et il en résulte que nos proportions ne risquent pas d'être trop fortes, elles risquent plutôt d'être trop faibles, et cependant la différence est encore suffisamment notable.

Sur un total de 316 hernieux, 87 ont accusé des hernies dans leur famille ; la proportion est de 1 sur 3 1/2. — Arrivés à cette donnée, nous ne nous en sommes pas contenté ; et nous avons voulu savoir à quel âge surtout l'hérédité exerçait sa plus forte influence. Nos observations nous ont démontré qu'elle agit avec toute sa force dans le premier tiers de l'existence humaine, et puis perd de sa puissance dans les années qui succèdent.

Voici les chiffres. Parmi nos 316 hernieux,

Sur 122 de l'âge de 0 à 30 ans, il s'est trouvé	44 hernies héréditaires.
Sur 115 de l'âge de 30 à 50 ans,	29
Sur 71 de l'âge de 50 à 70 ans,	13
Sur 8 de l'âge de 70 à 80 ans,	1

Par ce tableau on voit la proportion marcher de 1 sur 3, à 1 sur 4, 1 sur 5 et demi, et enfin 1 sur 8 : d'où ce résultat que nous annoncions tout à l'heure. L'hérédité se fait d'autant moins sentir, qu'on vieillit davantage ; car plus on prend de l'âge, moins on a de chances d'être affecté de la hernie causée par cette influence.

Ce n'est pas tout, nous avons poussé nos investigations jusqu'à rechercher s'il n'y aurait pas une différence dans l'influence héréditaire exercée par les ascendans des deux sexes.

En suivant la lignée féminine, nous trouvons seulement pour les plus proches parens :

	11 mères hernieuses.
	2 grand'mères.
	0 tantes.
	2 sœurs.
	2 filles.
Total.	17.

Pour la lignée masculine :

	26 pères hernieux.
	5 grands-pères.
	5 oncles.
	16 frères.
	8 fils.
Total.	60.

Ces chiffres prouvent que l'hérédité a pris sa source tantôt dans les ascendans immédiats, dans les pères et mères, tantôt dans les ascendans plus éloignés, par l'intermédiaire d'une génération épargnée, des grands-pères et des grand'mères l'affection herniaire retombant seulement sur les petits-enfans. Tantôt, enfin, la transmission a suivi des voies collatérales, elle s'est faite aux neveux et nièces.

En dernier lieu, des ascendans qui étaient, en quelque sorte, la souche de la famille hernieuse ont accusé des hernieux chez leurs descendans fils et filles.

Que conclure, définitivement, touchant l'objet que nous recherchons? — Au premier abord, l'influence des ascendans mâles paraît quatre fois plus forte que celle des femmes. Mais si vous vous rappelez que c'est précisément là la proportion des hernies dans l'un et l'autre sexe, vous verrez que, eu égard au petit nombre de hernies dont elles sont affectées, les femmes ont sur leur descendance la même influence que les hommes.

D'ailleurs, je n'ai indiqué là que les cas les plus simples; pour vous en citer d'autres où presque toute une famille se trouvait affectée, je ne suis embarrassé que du choix. Ainsi, parmi les sujets que j'ai observés,

3	avaient	leurs pères et mères hernieux.
1	—	son père, son oncle et ses cousins.
1	—	son père, son frère et son fils.
1	—	son père, son aïeul et ses cinq frères.
1	—	ses oncles et un fils.
1	—	son fils, son frère, ses neveux et nièces,
1	—	presque toute sa famille.

INFLUENCE DE LA TAILLE.

Mon attention avait été dirigée sur ce point par une réflexion d'un chirurgien militaire qui, faisant partie des conseils de révision, avait trouvé plus de hernieux parmi les conscrits de haute stature que parmi les autres. J'ai voulu soumettre cette idée au contrôle d'une observation exacte et multipliée, et sur 78 hernieux j'en ai trouvé :

15 au-dessus de 5 pieds.
21 de 5 pieds à 5 pieds 2 pouces.
42 de 5 pieds 2 pouces et au-dessus.

Si nous acceptons pour la taille moyenne générale celle qui est accusée par les tableaux de la conscription, elle serait en France de moins de 5 pieds; et ainsi la proportion des hernies pour les tailles supérieures serait vraiment énorme. Mais évidemment cette moyenne doit être un peu élevée; car on grandit jusqu'à 25 et 30 ans, et on a vu même la taille s'élever encore après 30 ans, mais, à la vérité, dans des cas rares et exceptionnels. Rangez donc dans les tailles inférieures toutes celles qui sont au-dessous de 5 pieds 2 pouces, et, certes, cette moyenne est de beaucoup exagérée, et vous aurez encore plus de hernies dans les tailles supérieures.

Tout à l'heure, Messieurs, en parlant des professions, je vous ai dit, d'après un rapport qui n'était point contrôlé par la statistique, qu'on rencontrait plus de hernieux parmi les cavaliers que parmi les fantassins; et je disais que l'équitation ne devait pas être la seule cause de cette différence, qu'il fallait aussi prendre en considération la taille. Cette nouvelle influence est désormais incontestable. Vous savez, en effet, que pour l'infanterie française on va jusqu'à prendre des hommes au-dessous de 4 pieds 10 pouces, tandis que pour la cavalerie légère on n'en prend pas au dessous de 5 pieds, et qu'on exige une taille encore plus élevée pour la grosse cavalerie.

A quoi tient cependant cette prédisposition des hommes de haute stature? A mon avis, à une faiblesse de constitution proportionnellement beaucoup plus grande. Ainsi, les régimens de carabiniers, les plus beaux hommes de l'armée, sont peut-être ceux qui peuvent le moins supporter la fatigue, et qui, toute proportion gardée, envoient le plus de malades à l'hôpital. Voyez, au contraire, nos hercules du Nord, ce sont des hommes courts, mais forts et capables de résister plus long-temps à toute influence détériorante.

Mais si la hauteur de la taille prédispose aux hernies par une influence énervante, nous devrions rencontrer proportionnellement plus de hernieux de haute taille à l'époque de la vie où se font les hernies par faiblesse ; c'est en effet ce qui est arrivé.

Ainsi, sur 15 sujets de moins de 5 pieds, 11 avaient eu leurs hernies avant 40 ans, et 4 seulement passé cet âge ; tandis que sur les 63 sujets au-dessus de 5 pieds, 33 seulement avaient eu leur hernie dans l'âge de la force, et 30 après 40 ans ou dans l'âge de la faiblesse.

DE LA FORME DU VENTRE.

La forme du ventre, Messieurs, ne serait-elle pas elle-même une prédisposition aux hernies inguinales ?

Il m'a paru que le ventre des hernieux se présentait sous quatre formes bien distinctes : les uns sont plats ; les autres légèrement bombés ; d'autres font une excessive saillie, et enfin il est une forme particulière que j'ai désignée sous le nom de ventres à triple saillie. Les ventres plats sont ceux qui se sont le plus souvent offerts à nous ; ils formaient une masse de 153 sur 230 individus ; les ventres bombés étaient seulement au nombre de 13 ; les ventres à triple saillie au nombre de 15.

Cette dernière configuration est la plus curieuse ; nous ne nous occuperons que d'elle. Le ventre à triple saillie, qui d'ailleurs peut lui-même être plat ou bosselé, est caractérisé par une saillie moyenne répondant à la ligne blanche et aux muscles droits de l'abdomen, et par deux saillies latérales répondant aux muscles larges. Ceux-ci semblent avoir fléchi, s'être relâchés de manière à former près des crêtes iliaques une sorte de cul-de-sac ou poche qui reçoit la masse intestinale.

Les sujets chez lesquels se montrait dans toute son évidence cette configuration ont eu pour la plupart leur hernie à l'occasion d'un effort très léger ou même tout à fait spontanément. Quelquefois il leur vient deux hernies à la fois; mais si d'abord ils n'en ont qu'une simple, ils ne sauraient pour ainsi dire échapper à la hernie secondaire ou consécutive.

DE LA PLUS GRANDE FRÉQUENCE DES HERNIES INGUINALES DU COTÉ DROIT.

Jusqu'ici nous n'avons parlé que de la hernie inguinale simple, abstraction faite du côté où elle se produit le plus volontiers ; mais déjà nous avons constaté sa plus grande fréquence à droite, et exposé la théorie de M. J. Cloquet à cet égard. Nos premiers chiffres avaient fortement ébranlé cette théorie ; mais je vous avais promis de vous indiquer sur une somme donnée de hernieux combien de droitiers avaient eu leur hernie à droite ou à gauche, et de même pour les gauchers. Mes calculs ont porté sur 136 droitiers et 17 gauchers, auxquels j'ai réuni deux ambidextres imparfaits qui avaient un peu plus de force du côté gauche.

Or, sur les 136 droitiers j'ai constaté :

91 hernies à droite,
45 hernies à gauche.

Et sur les 17 gauchers :

10 hernies à gauche.
7 à droite.

Total, 153

D'où cette conséquence remarquable : la hernie se produit plus généralement du côté où l'individu s'exerce, mais un tiers environ des hernies appartient au côté opposé.

Mais quelle est la raison de cette prédominance? Le poids du testicule et du cordon droits, leur grosseur, en élargissant les anneaux n'auraient-ils pas quelque influence ? M. J. Cloquet avait noté le volume du testicule droit, mais sans en tirer aucune conséquence. Il avait trouvé, par exemple, le cordon droit avec le testicule pesant une once 2 gros, le cordon gauche avec le testicule pesant une once 1 gros 30 grains ; le testicule et l'épididyme droits, pris à part, 6 gros 26 grains ; le testicule et l'épididyme gauches 5 gros 24 grains.

Il y a là certainement une cause d'élargissement des anneaux qui ne doit pas être négligée. J'ai voulu poursuivre ces recherches dans un autre sens et voir si la hauteur à laquelle pendait le testicule, et par conséquent la bourse correspondante, influait en quelque chose. Et, pour le dire en passant, il n'est pas exact, comme tout le monde le répète, que la bourse gauche descende toujours plus bas que la droite ; quelquefois il y a égalité de niveau, et enfin on voit aussi la bourse droite descendre à son tour plus bas que la gauche. Quant à l'influence que nous cherchions à trouver par les chiffres dans ces variations de niveau des organes spermatiques, les résultats sont négatifs. C'est toujours une chose bonne à savoir, et les explorateurs seront avertis que cette donnée ne peut rien produire.

Sur 46 individus :

30 testicules gauches étant plus bas, nous avons trouvé,
17 hernies droites,
13 — gauches;
16 testicules droits étant plus bas, nous avons noté,
10 hernies droites,
6 gauches.

L'influence est, comme on le voit à peu près nulle.

A quoi donc est due cette prédominance générale des hernies droites sur les gauchers? Swencki accuse le poids du foie; Martin, l'inclinaison du mésentère vers la fosse iliaque droite. Mais ces causes prétendues prédisposantes existent chez tout le monde, et cependant il y a un bon nombre de hernies primitives gauches.

Pour résoudre la question, il faut l'examiner sous diverses faces; et d'abord les causes des hernies inguinales droites congéniales ne sauraient être les mêmes que celles des hernies de l'âge adulte. Les enfans sont couchés sur le dos; les pleurs, la toux, les cris, sont les causes presque uniformes de leurs hernies; il faut donc, puisqu'elles sont plus communes à droite, qu'il y ait une disposition anatomique spéciale de ce côté. Or, il me paraît démontré que cette disposition existe, par les travaux de Weisberg et de Camper.

Le premier, ayant disséqué 102 fœtus à terme, a noté les résultats suivans :

72 avaient dans le scrotum	leurs deux testicules,
11	le testicule droit seulement,
7	le test. gauche seulement,
12	ni l'un ni l'autre.

Ainsi, sur 18 de ces sujets, il y en avait 11 où le trajet de la hernie était frayé à droite, 7 seulement à gauche; voilà pour l'époque la plus rapprochée de la naissance. Camper a envisagé la question sous un autre point de vue. Sur 70 nouveau-nés, 63 avaient les deux testicules descendus dans le scrotum. Sur ces 63 :

34 avaient le canal de la tun. vagin. ouvert des 2 côtés,
14 seulement du côté droit;
8 du côté gauche,
7 fermé des 2 côtés.

Ce retard dans l'oblitération du canal inguinal du côté droit est un fait très singulier en anatomie; mais il est d'une haute portée en pathologie, et il suffit pour expliquer la plus grande fréquence des hernies à droite.

Pour les hernies accidentelles, le problème est plus compliqué, et avant tout il faut établir enfin quelles sont leurs causes déterminantes.

DES CAUSES DÉTERMINANTES DES HERNIES INGUINALES.

Mes recherches ont porté ici sur 310 individus. Bien que les causes des hernies se réduisent presque toujours à un effort, un coup, une chute, je puis dire pourtant qu'il n'est rien de plus varié que le mécanisme de ces efforts. Aussi, me bornerai-je à signaler ceux qui paraissent avoir le plus de puissance pour produire les hernies. Mais, avant tout, disons qu'il y a bon nombre de hernies qui apparaissent sans cause connue.

Sur 310 cas de hernies inguinales, nous trouvons 57 hernies spontanées, c'est-à-dire survenues sans causes connues, sans effort aucun. La proportion est prodigieuse ; elle est de 1/6ᵉ et plus.

65 hommes ont eu leur hernie en soulevant des fardeaux posés à terre. Cette cause donne le chiffre de hernieux le plus élevé. En effet, qu'on se représente l'attitude de l'homme forcé de soulever un fardeau posé à terre ; il écarte les cuisses, et c'est précisément cet écartement des cuisses, favorable à la dilatation des anneaux, qui, joint à l'effort, joue dans cette circonstance le plus grand rôle dans la reproduction des hernies. La proportion est de 1/5ᵉ.

Nous trouvons ensuite :

38 hernieux qui le sont devenus en portant des fardeaux (plus de 1/8ᵉ).
36 par les efforts des pieds ou des mains dans certaines professions (1/8ᵉ).
21 par la toux, asthme, coqueluche (1/15ᵉ).
17 par les chutes de haut ou étant chargés (1/18ᵉ). L'action de ces dernières causes est difficile à analyser.
9 par suite de coups sur le ventre.

J'ai vu des cas où un coup sur le ventre a produit la hernie sans avoir laissé aucune trace de contusion. Ceci est intéressant à noter en médecine légale.

Enfin, 2 hernies seulement sur nos 310 cas étaient dues au vomissement, et une au rétrécissement de l'urètre.

Telles sont les causes qui amènent le plus fréquemment les hernies inguinales : il en est beaucoup d'autres sur lesquelles nous ne voulons pas insister, car il faudrait énumérer toutes les espèces d'efforts.

Ici, Messieurs, j'ai une réflexion importante à faire. Si, dans nos leçons, vous nous voyez procéder toujours armé de la statistique, c'est qu'en effet la méthode numérique est, pour beaucoup de questions, en chirurgie et en médecine, le meilleur moyen d'arriver à la vérité. Mais elle a un inconvénient qu'il faut bien connaître afin d'y remédier autant que possible ; c'est que, tantôt, ne voyant que le gros des faits, elle en confond tous les élémens ; ou bien, prenant chacun de ces élémens à part, elle les dissocie, et perd de vue l'influence qu'ils exercent les uns sur les autres. Ainsi, nous venons d'étudier séparément les influences de l'âge, des professions, des causes déterminantes, etc. ; il faudrait maintenant comparer ces élémens, réunis d'abord deux à deux, trois à trois, etc. ; et par là seulement nous arriverions à une étiologie un peu exacte des hernies. Mais ce travail est immense, et c'est à peine si j'ose me flatter d'en avoir abordé les premières difficultés. Ainsi, M. J. Cloquet avait présumé que les droitiers devaient avoir presque toutes leurs hernies à droite ; mais il n'avait fait attention qu'à une seule espèce d'efforts. La hernie ne saurait-elle venir au droitier dans un effort qui pousserait les intestins à gauche? Si, dans un effort quelconque, par une disposition originelle ou un résultat de la profession, il y a un point de l'abdomen plus faible que les autres, n'est-ce pas celui-là qui cèdera, quelle que soit la direction de l'impulsion? Enfin, dans les divers temps de chaque effort, l'impulsion même peut changer. Ainsi, il est évident que dans l'action de saisir, de soulever et de charger un fardeau sur l'épaule, il se passe bien des temps où les efforts ne sont plus exercés de la même manière.

Un droitier soulève un fardeau placé à terre, et s'incline alors à droite ; les intestins sont poussés à gauche par le diaphragme, et il est exposé à une hernie gauche ; mais à ce premier temps d'action en succède un autre pour soulever plus haut ce même fardeau, et enfin pour le placer sur l'épaule droite ; le sujet est obligé de s'incliner du côté opposé, et dès lors la hernie droite est imminente.

Ensuite vient le déchargement, qui change l'attitude et la prédisposition. Vous voyez que de circonstances dont il faut tenir compte, et dans beaucoup de cas les malades ne peuvent assurer le moment précis où la hernie est arrivée.

J'ai essayé, par exemple, pour décider la question de la production des hernies à droite ou à gauche, de comparer à la fois la force prédominante d'un côté du corps, et l'effort qui avait produit la hernie. Ainsi, 30 individus avaient eu leur hernie en soulevant des fardeaux.

26 étaient droitiers :
13 sont devenus hernieux à droite.
12 — — à gauche.
4 étaient gauchers :
2 — — à droite.
2 — — à gauche.

De 13 individus devenus hernieux en portant un fardeau sur leur épaule, 11 l'avaient porté sur l'épaule droite :

7 avaient la hernie à droite.
4 — — à gauche.

Deux avaient soutenu la charge sur l'épaule droite, et tous les deux avaient la hernie à gauche.

Dans le premier cas la variété des efforts nécessaires pour charger le fardeau donne des résultats également variables; dans le second les efforts sont presque absolument semblables et comparables, et la théorie se trouve toutefois encore en défaut 4 fois sur 13.

En résumé il faut faire état de toutes les causes prédisposantes et déterminantes, et n'en pas négliger une seule. Ainsi il faut noter la disposition héréditaire ; en effet, quel que soit l'effort, l'anneau le plus faible aide le premier et livre passage à la hernie. De même pour la profession : tel métier peut avoir pour résultat de refouler toujours les viscères vers un point des parois abdominales et de l'affaiblir. De même enfin il importe de tenir compte de la force prépondérante du côté droit et du côté gauche, etc. Ajoutez à ces prédispositions la cause déterminante, et c'est ainsi seulement que vous pourrez vous rendre compte de la formation de la hernie.

Voilà, Messieurs, pour les hernies inguinales simples. Il faut maintenant parler de celles qui sont doubles. Chose bien singulière, presque tous les chirurgiens qui se sont occupés spécialement des hernies ont oublié ces hernies doubles. Sans doute qu'ayant toujours les yeux fixés sur l'étranglement, comme il n'arrive presque jamais qu'il y ait deux hernies étranglées à la fois, ils n'ont eu à traiter que la hernie simple, et n'ont recueilli d'observations que relativement aux hernies simples ; il en est donc résulté que les autres sont restées fort mal étudiées. Est-ce cependant une chose rare que ces hernies doubles? Mes observations écrites me donnent sur 316 hernies 133 simples et 186 doubles ; qu'on juge par là si ces dernières sont rares.

Depuis l'an 12 où l'on distribue des bandages herniaires au Bureau central, il est remarquable que le nombre des bandages doubles dans le commencement est de beaucoup inférieur au nombre des bandages simples ; puis à mesure qu'on fait plus d'attention aux hernies doubles, et qu'on conseille avec plus de force aux malades de contenir les deux, quelle que soit la prédominance de l'une d'elles, on voit le nombre des bandages doubles augmenter et même dépasser celui des bandages simples. En résumé, la hernie double est au moins aussi fréquente que la hernie simple.

Elle apparaît de plusieurs manières ; ainsi, sur les 186 cas que je vous ai indiqués tout à l'heure :

8 étaient congéniales,
34 simultanées,
44 accidentelles,
100 spontanées.

Les congéniales, les accidentelles et les spontanées peuvent être également simultanées ; ou bien elles ont été d'abord simples et ensuite elles sont devenues doubles par l'arrivée d'une nouvelle hernie que j'ai appelée pour cette raison *secondaire ;* celle-ci apparaît rarement toutes les fois que l'individu, qui porte la première hernie, a vieilli. L'ancienneté de date de la hernie simple est une garantie contre l'apparition de la hernie secondaire, à moins qu'une cause déterminante ne la produise. C'est alors seulement qu'il est permis de négliger les précautions que la crainte d'une nouvelle hernie avait engagé à prendre dans les premiers temps. En effet, toutes les fois que la première hernie est récente, surtout si elle est spontanée, elle est bientôt suivie de la hernie secondaire ; de là cette indication de se mettre en garde contre celle-ci, et de la prévenir par la prophylactique la mieux entendue, c'est-à-dire par le double bandage ; autrement le sujet ne tardera pas à présenter une nouvelle hernie. Nous ne chercherons pas à en expliquer la cause : une hernie existant, elle prédispose à une autre ; le pourquoi nous est entièrement inconnu.

Nous arrêterons là, Messieurs, cette étude des causes des hernies, et dans la prochaine séance nous nous proposons de vous exposer le mode de leur développement et les accidens qu'elles déterminent.

CINQUIÈME LEÇON.

DU DÉVELOPPEMENT DES HERNIES INGUINALES.

Nous avons à nous occuper aujourd'hui du mode de développement des hernies inguinales chez l'homme, et des accidens qui viennent à leur suite. Nous avions précédemment distribué toutes ces hernies en trois grandes catégories, suivant les âges et les prédispositions : hernies de l'enfance, hernies de la jeunesse, hernies de l'âge mûr et de la vieillesse ; mais si l'on abandonne la considération des causes intérieures et extérieures pour chercher, dans le lieu même où se fait la hernie, dans les parties qu'elle parcourt, la raison de son existence, il faut réunir ensemble les deux dernières catégories, dans lesquelles le canal inguinal est d'abord fermé, le péritoine sans prolongement, et où il faut que les viscères, en se déplaçant, poussent devant eux un sac herniaire ; tandis que les hernies du premier âge ont ce caractère spécial, de se faire dans un canal naturel perméable et revêtu à l'avance d'une séreuse. Je parle ainsi pour la généralité des cas ; nous aurons soin d'indiquer les exceptions qui ont été observées.

Etudions donc d'abord le mécanisme des hernies de l'enfance, improprement appelées *hernies congéniales*.

MODE DE DÉVELOPPEMENT DES HERNIES DE L'ENFANCE. — HERNIES VAGINALES TESTICULAIRES. — HERNIES VAGINALES FUNICULAIRES. — HERNIES ENKYSTÉES D'ASTLEY COOPER.

M. Malgaigne rappelle d'abord la disposition du testicule, caché dans l'abdomen durant presque toute la vie intrà-utérine, attiré en bas dans les derniers mois, se présentant en général à l'entrée du canal inguinal vers le septième mois ; sorti du canal à huit mois, et enfin descendu à neuf mois jusqu'au fond du scrotum. Nous négligerons les détails d'anatomie dans lesquels le professeur a dû entrer, mais qui sont suffisamment connus de nos lecteurs ; il suffit de rappeler qu'en traversant le canal, le testicule a entraîné avec lui une portion du péritoine qui constitue la tunique vaginale.

Maintenant, une première question se présente ; pourquoi la voie de communication étant ainsi frayée par le testicule, n'y a-t-il pas de hernies inguinales avant la naissance ? Notez que le testicule n'entraîne que la portion postérieure du péritoine dans un point où elle ne tient à aucun viscère, et que par lui-même il ne peut donc pas les entraîner. Quelquefois, à la vérité, on trouve qu'il a contracté avec quelques-uns des adhérences ; mais alors l'effet de ces adhérences est de retenir le testicule dans l'abdomen, et cette autre cause de hernies nous échappe encore. Enfin, ajoutez que sur l'enfant nouveau-né, il faut des efforts violens, des cris, de la toux, etc., pour pousser les intestins dans cette voie insolite ; et que le fœtus, qui ne respire pas, dont la poitrine reste affaissée, n'a ni l'occasion ni la puissance de se livrer à de grands efforts.

Après la naissance, du moins, la hernie peut se faire à

travers le canal de communication resté ouvert, et se trouver ainsi en contact avec la tunique vaginale qui recouvre le testicule ; c'est la hernie congéniale des auteurs, et particulièrement de Scarpa. A. Cooper l'a désignée sous le nom, beaucoup meilleur, de *hernie dans la tunique vaginale*. Cependant, comme les intestins peuvent s'arrêter en différens points du canal de communication qui appartient à cette tunique, peut-être est-il besoin d'une dénomination plus précise, et je l'appellerais volontiers *hernie vaginale testiculaire*.

En effet, quand la nature suit son cours, le canal de communication tend à se rétrécir, et enfin à s'oblitérer ; et en général l'oblitération se fait d'abord à sa partie moyenne, à peu près vers l'anneau inguinal externe ; et le canal se trouve ainsi divisé en deux portions. La portion supérieure s'oblitère ensuite, puis l'inférieure ; ce travail se fait dans les premières semaines ou dans les premiers mois de la vie extrà-utérine.

Supposez maintenant qu'une hernie se fasse chez un enfant dont le canal n'est encore oblitéré qu'en un seul point. La hernie descendra jusqu'à ce point d'abord, et non plus bas ; elle sera bien cependant dans le prolongement de la tunique vaginale, et non dans un sac herniaire. Ces cas ne sont pas rares ; vous en avez vu un dans la dernière visite ; la hernie descendait un peu au-dessous de l'anneau externe chez un enfant de quelques mois, et le testicule était libre beaucoup plus bas, au fond du scrotum. C'est là encore une hernie vaginale à laquelle vous pouvez donner le nom de *hernie vaginale funiculaire*, et qui n'a point été décrite dans ces circonstances. Mais vous comprenez qu'à mesure que des efforts nouveaux la poussent plus en bas, elle distend le tissu cellulaire du cordon, en arrière de la portion inférieure de la tunique vaginale oblitérée; arrive jusqu'au testicule ; et comme l'enveloppe fibreuse du cordon n'a pas encore contracté d'adhérences avec le sommet de cet organe, à raison de la tunique vaginale qui l'en sépare, la hernie parvient même à décoller en partie le testicule qu'elle laisse en arrière, de sa tunique séreuse qu'elle laisse en avant, sans cependant descendre jamais aussi bas que dans la hernie vaginale testiculaire. Si par hasard elle vient alors à s'étrangler, le chirurgien, en cherchant à ouvrir le sac, tombe inévitablement sur la vraie tunique vaginale qui est en avant, et dans laquelle il ne trouve rien que le testicule ; il faut qu'il divise la paroi postérieure de cette tunique qui lui cache le véritable sac. A. Cooper a désigné cette variété sous le nom de *hernie enkystée de la tunique vaginale ;* c'est donc tout simplement la hernie vaginale funiculaire à son plus haut degré de développement.

Enfin, les choses ne se passent point toujours de la même manière. D'une part, on trouve quelquefois le canal de communication entièrement oblitéré avant la naissance. Wrisberg a observé cette oblitération sur un fœtus de quatre mois. D'autres fois, le testicule étant descendu, l'oblitération est très lente à se faire. A. Cooper a disséqué un sujet de huit ans chez lequel le canal offrait un pertuis qui pouvait admettre une sonde de femme ; et nous avons pu remarquer plusieurs fois que chez les sujets atteints de hernies dites congéniales, et qu'on avait crus guéris par l'application des bandages ordinaires, la hernie reparaissait à quinze, dix-huit ou vingt ans, et même plus tard, avec les caractères assez tranchés de la hernie congéniale pour autoriser à penser qu'il y avait ici, non pas une véritable oblitération, mais un simple rétrécissement du canal. Dans le premier cas, vous voyez que les enfans pourraient être affectés immédiatement après leur naissance d'une hernie accidentelle en tout semblable à celle des adultes ; tandis que d'une autre part des jeunes gens déjà assez avancés peuvent avoir une hernie véritablement vaginale.

Il y a plus ; nous n'avons parlé que des cas où les testicules étaient descendus dans le scrotum, et il y a de nombreuses exceptions. Canestrini avait cru voir que chez les Hongrois les testicules descendaient fréquemment fort tard dans les bourses ; et il avait vu là une prédisposition aux hernies, spéciale à cette nation. Cela n'est nullement rare ailleurs ; et, par exemple, en France et à Paris, vous seriez frappé de la fréquence relative de ce cas, si vous interrogiez avec soin tous les individus. Je citerai seulement ici quelques-unes de mes observations où cette circonstance s'est rencontrée.

1° Un sujet de six ans. Le testicule gauche, descendu à deux ans, avait entraîné une hernie gauche ; le droit n'était pas encore descendu à six ans.

2° Sujet de huit ans. Le testicule gauche descendu depuis long-temps ; le droit apparaissant depuis un mois seulement à l'anneau externe, et entraînant une hernie.

3° Sujet de quatorze ans, portant à droite une hernie qui datait des premiers jours après la naissance ; le testicule gauche commence seulement à descendre.

4° Un sujet de trente ans, le testicule gauche arrêté à l'anneau externe.

J'en pourrais citer un grand nombre d'autres ; certains individus ont même gardé toute leur vie un de leurs testicules dans l'abdomen, et, d'après mes observations, il semble que le testicule gauche soit plus sujet à ce retard dans la descente. N'allez pas croire que cette descente soit par elle seule une cause suffisante de hernie ; fort souvent le testicule suit son trajet sans que les viscères bougent, soit que les anneaux soient trop étroits pour les laisser passer, ou que la tunique vaginale se soit déjà resserrée au-dessus de l'organe qu'elle embrasse. Je me souviens d'avoir vu un enfant de treize ans qui n'avait encore dans le scrotum que le testicule droit, un brutal l'ayant élevé en l'air, comme il se baignait, le précipita à plat ventre sur la surface de l'eau ; il y eut craquement et douleur vive à l'aine gauche ; le testicule était sorti de vive force, et cependant jamais, ni alors ni depuis, après plus de vingt ans écoulés, il n'y a eu apparence de hernie.

Mais d'autres fois la hernie se fait ; l'intestin suit le testicule et se présente avec lui à l'anneau ou hors de l'anneau, en un mot, c'est une *hernie vaginale testiculaire* avec la différence qui résulte de la position du testicule. Il peut de même se faire alors une *hernie vaginale funiculaire* par oblitération de la tunique au-dessus du testicule ; j'en ai plusieurs exemples, et souvent c'est pour le bandagiste un cas des plus embarrassans. Je ne sais s'il se fait quelquefois aussi dans ces circonstances des hernies purement accidentelles ; la chose n'est pas impossible, mais l'étude des réalités est bien assez vaste pour ne pas nous aller perdre dans celle des possibilités.

En résumé donc, les hernies de la tunique vaginale se présentent d'abord dans deux conditions toutes différentes, qui permettent d'en faire deux grandes espèces :

Ou le testicule est descendu dans le scrotum ;

Ou il n'y est pas descendu, et il s'est arrêté dans le canal, à l'anneau externe ou au-dessous de cet anneau.

Je n'ai jamais vu de hernies se faire par le canal inguinal, le testicule restant caché dans le ventre.

Maintenant, dans chacune de ces espèces, il y a deux grandes variétés :

La *hernie vaginale testiculaire ;*

La *hernie vaginale funiculaire* qui, à son plus haut degré

de développement, prend les caractères de la *hernie enkystée de la tunique vaginale* de A. Cooper.

Est-il possible de reconnaître toutes ces variétés sur le vivant, sans opération? Je le pense.

La hernie vaginale testiculaire, quand le testicule est dans le scrotum, se déclare en général subitement; l'enfant tousse, un paquet d'intestins se précipite et arrive immédiatement au fond du scrotum. A part ce commémoratif, on la reconnaît aisément par sa position en avant et un peu au-dessous du testicule, lequel est légèrement remonté en arrière. La disposition de la tunique vaginale qui sert de sac à la hernie, explique suffisamment ces phénomènes, qui ne se rencontrent dans aucune autre variété.

Les effets de cette hernie sur toute l'économie sont les mêmes que ceux de la hernie des adultes; j'y reviendrai en parlant de cette dernière. Mais elle exerce sur les testicules et sur la forme du scrotum une influence qui n'a pas été suffisamment signalée. Sur les testicules, la pression de la hernie fait qu'à la longue ils s'atrophient; j'en ai vu plusieurs exemples.

Un homme de 26 ans avait eu une hernie de ce genre; jusqu'à l'âge de 21 ans il ne porta point de bandage. Je le vis à l'âge de 26 ans: la hernie était facilement reconnaissable; le testicule droit était atrophié, réduit au volume d'un haricot.

Un homme de 40 ans vint demander un bandage double pour deux hernies qu'il portait depuis son enfance, et qui, ne l'ayant pas fait beaucoup souffrir jusque là, n'avaient pas exigé l'emploi du brayer. Les deux testicules étaient réduits à un aussi mince volume que dans le cas précédent; l'homme était très grand, très gros, très fort; mais il avait la voix grêle, très peu de barbe, et le système adipeux largement développé. Il présentait également cette forme particulière du scrotum qui est propre aux hernies vaginales anciennes et non réduites. On dirait que le scrotum a participé à l'atrophie du testicule ; il est bien moins pendant et allongé ; mais, de plus, au lieu de figurer un coin à base inférieure, il est plus large à sa partie supérieure.

Ajoutez que toutes les hernies vaginales, mais celle-ci plus spécialement, sont sujettes à s'étrangler au moment même de leur apparition ; ce qui n'a jamais lieu, que je sache, pour les hernies inguinales accidentelles ; et l'étranglement est d'autant plus à craindre que la hernie se fait à une époque plus éloignée de la naissance. Les considérations que j'ai exposées sur le rétrécissement du canal séreux de communication rendent parfaitement raison du fait ; et on aurait pu en quelque sorte l'annoncer à l'avance. Mais ce qui vaut mieux, il a été directement constaté. Un jeune homme, en soulevant un tonneau de sucre, se fit une hernie ; étranglement immédiat. Sir A. Cooper pratiqua l'opération et trouva les intestins dans la tunique vaginale. Si d'ailleurs l'étranglement ne s'est pas fait à l'instant, il reste toujours fort à craindre : le chirurgien que je viens de citer a été contraint d'opérer une hernie congéniale étranglée sept semaines après son apparition.

La *hernie vaginale funiculaire* se reconnaît d'abord à ce que, sous l'influence de l'effort, les intestins sont arrivés tout d'un coup jusqu'au lieu de l'oblitération ; mais si l'oblitération siégeait fort haut, ce signe serait de peu de valeur. Toutefois la jeunesse des sujets permet jusqu'à un certain point de présumer son existence. On comprend d'ailleurs que si l'on manque de commémoratifs, il y aura toujours impossibilité absolue de reconnaître à l'extérieur cette variété de hernie de la hernie accidentelle, lorsque l'une ou l'autre ne sera pas portée au plus haut degré ; mais quand elles sont descendues aussi bas qu'elles peuvent descendre, la hernie accidentelle laisse toujours le testicule au-dessous d'elle ; la vaginale funiculaire glisse entre cet organe et sa tunique séreuse, et descend ainsi jusqu'au tiers supérieur, à la moitié, et j'ai vu même une hernie descendre jusqu'au niveau du tiers inférieur du testicule, tandis que la hernie vaginale testiculaire descend toujours plus bas. Cette différence de hauteur est donc un caractère extrêmement important, et qui permet, dans le cas d'une opération, d'annoncer à l'avance que l'on tombera sur la tunique vaginale avant d'atteindre le sac herniaire.

La hernie vaginale testiculaire, lorsque le testicule est arrêté à l'anneau, est facile à reconnaître parce que le canal inguinal fait saillie à chaque effort ; et quelquefois même, quand l'anneau n'est pas bouché absolument par le testicule, on sent une petite pointe d'intestin qui se glisse au-dehors. Si le testicule est hors du canal, la hernie se précipite devant lui et le cache. Le premier cas n'a rien de difficile ; il faut laisser aller les choses tant que le malade n'est pas trop incommodé par sa hernie ; si elle cause des accidens, on applique sur toute la tumeur un bandage à pelote concave, pour soutenir la paroi abdominale sans empêcher le testicule de franchir l'anneau. Il y a eu des erreurs de diagnostic commises, faute de regarder si le testicule était dans le scrotum; on a cru avoir affaire à une hernie, et on a appliqué des bandages ordinaires. Vous pouvez deviner ce qui doit résulter d'une compression aussi forte sur le testicule ; ou bien il s'aplatit et s'atrophie, ou il s'irrite et passe à la longue aux dégénérescences les plus fâcheuses ; Morand et Lassus ont eu à enlever des testicules ainsi retenus à l'anneau, et qui étaient devenus cancéreux.

Le deuxième cas est plus embarrassant, et même dans notre siècle, des chirurgiens habiles se trouvant en présence du testicule brusquement sorti de l'anneau externe à la suite d'un effort, se sont crus obligés à le faire rentrer avec la hernie qui le suivait. Il serait difficile de justifier une pareille pratique; mais elle peut servir à vous montrer la difficulté de prendre un parti. Si vous ne mettez pas de bandage, la hernie sort; si vous en appliquez un, vous écrasez le testicule contre le pubis. J'aurai soin, quand nous aborderons la question pratique, de revenir sur ce sujet important avec tous les détails convenables.

Reste enfin la hernie vaginale funiculaire, le testicule faisant saillie hors de l'anneau externe ou en étant déjà sorti. Vous la reconnaîtrez à l'espace qui reste entre elle et le testicule, espace plus ou moins considérable, comme dans l'autre variété du même nom. Mais il y a ici un phénomène tout-à-fait spécial, et qui offre une des plus grandes difficultés de pratique pour l'opération du bandage. Assez souvent, en effet, le testicule sort de l'anneau et descend même assez bas; mais dans certains mouvemens et surtout dans les efforts de toux, il remonte et va heurter contre l'anneau externe ou même rentre dans le canal. La difficulté n'est pas moindre que dans le cas précédent; et, pour le dire ici par avance, je n'ai trouvé pour y parer que l'application d'un bandage avec une pelote en caoutchouc, remplie d'air : appareil beaucoup trop vanté dans l'origine, beaucoup trop déprécié depuis, qui ne saurait être accepté comme méthode ordinaire, mais qui est excellent dans certains cas exceptionnels.

SIXIÈME LEÇON.

DU DÉVELOPPEMENT DE LA HERNIE INGUINALE CHEZ LES ADULTES.

Dans la dernière séance, nous avons terminé l'histoire du développement des hernies de l'enfance : nous avons aujourd'hui à aborder celles de l'âge adulte et de la vieillesse, qui diffèrent essentiellement des premières en ce qu'il n'y a plus de communication entre la grande cavité du péritoine et la tunique vaginale. Celle-ci demeure bornée à la circonférence du testicule et ne remonte guère plus haut ; il faut donc désormais que la hernie repousse devant elle le péritoine, et se crée un sac nouveau et qui n'existait pas à l'état normal.

Je fais abstraction des hernies de ces organes qui manquent naturellement de sac herniaire, et forment tumeur du côté où le péritoine ne les revêt point. Les dispositions anatomiques expliquent parfaitement comment alors les choses se passent.

La progression de la hernie est ici curieuse à observer. Elle est d'abord petite, et ne se montre qu'à l'anneau inguinal interne, sous la forme d'une petite saillie demi-sphérique. Elle n'arrive donc pas d'emblée jusqu'à l'anneau externe, en vertu de sa forme même, qui n'est pas celle d'un coin, mais bien celle d'une boule ; ce qui diminue la force de dilatation nécessaire pour prendre ainsi du premier coup droit de domicile dans le canal inguinal. Le malade est généralement averti de la formation de cette hernie par un craquement dont il a conscience.

Ce craquement, signal de la première résistance vaincue, peut être ou n'être pas accompagné de douleur. La douleur, quand elle existe, se perçoit à l'anneau même, ou vers les lombes, par suite de la traction du péritoine ; quelquefois elle existe seule et sans avoir été précédée du craquement. Son intensité varie ; tel malade s'arrête un instant, et puis, ne sentant plus rien, il continue le travail qui a causé sa hernie commençante, hernie encore inaperçue pour lui. Tel autre, après cette douleur brusque et aiguë, est obligé de se reposer quelques heures, sans oser bouger. Enfin, il en est qui sont forcés de quitter le travail pendant plusieurs jours, et même de garder le lit. J'ai vu moi-même un malade alité durant l'espace de trois semaines par suite de la douleur qui se réveillait à chaque mouvement ; et cependant sa hernie était presque imperceptible, surtout pour des yeux inattentifs, et sans aucun étranglement.

Ainsi donc, à son début, le plus ordinairement la hernie est d'un petit volume ; elle forme la pointe, et, dans les premiers temps, elle échappe au malade, ne faisant encore qu'une saillie très légère que la vue apprécie mieux que le toucher. Aussi est-il rare d'être consulté pour des cas de ce genre, et c'est là sans doute ce qui fait que ce premier degré a échappé aux bandagistes comme aux chirurgiens. Mais il est commun de le rencontrer sur les hernies secondaires dont nous parlerons tout à l'heure; et c'est ainsi que nous avons pu l'étudier et que nous vous en avons montré de nombreux exemples.

Un peu plus tard la hernie grossit. Généralement, par suite d'un nouvel effort, le malade ressent encore de la douleur dans la région inguinale correspondante ; il y porte la main et alors seulement il découvre la tumeur ; c'est à ce moment que la plupart viennent au bureau central réclamer un bandage. Si la hernie est abandonnée à elle-même, elle descend et occupe successivement tout le canal inguinal. On lui a donné alors le nom de *hernie intrà-pariétale* ou *intersticielle ;* puis elle apparaît au-dehors de l'anneau externe, c'est le *bubonocèle* ; puis à la région scrotale, c'est l'*oschéocèle*. Jamais l'oschéocèle des adultes n'approche le testicule d'aussi près que les hernies du jeune âge. Une rainure circulaire fait le plus souvent reconnaître la ligne de démarcation de l'organe spermatique et de la tumeur herniaire, et cette rainure ne s'efface presque jamais que par l'effet d'un développement anormal de tissu adipeux dans le scrotum.

Telles sont les quatre périodes que parcourt successivement la hernie inguinale des adultes, et il est rare qu'elle en franchisse deux ou trois à la fois. Je n'ai jamais vu une hernie jusque-là inaperçue du malade, arriver par un effort jusque dans le scrotum ; j'ai rencontré deux ou trois cas où elles avaient franchi l'anneau du premier coup ; mais il est permis de douter si avant ce dernier effort il n'y avait pas déjà une pointe ou même une hernie interstitielle ; et, ce qui vient à l'appui de cette manière de voir, c'est que jamais je n'ai vu et que je ne connais pas un seul exemple d'une hernie d'adulte ou de vieillard qui se soit étranglée au moment même de son apparition.

Voyons maintenant les phénomènes qu'entraîne la hernie une fois produite.

La hernie est-elle dans le canal inguinal, elle forme une saillie oblongue, non pas étendue, comme le dit Scarpa, de l'épine iliaque antérieure à l'épine du pubis, mais d'un anneau à l'autre ; ce qui est beaucoup plus précis. Elle est située, comme on sait, dans la tunique du cordon, et se trouve à quelques lignes au-dessus de l'arcade crurale.

Quand elle est arrivée hors de l'anneau externe, souvent au niveau de cet anneau la tumeur herniaire subit un rétrécissement; ce qui la fait paraître composée de deux renflemens, l'un supérieur occupant le canal, l'autre inférieur à l'aine. Les deux renflemens sont séparés par une portion plus étroite, et cette forme en sablier semble tenir soit à l'étroitesse de l'anneau externe, soit à l'action d'un bandage mal appliqué, suivant la coutume irrationnelle qui commande de concentrer toute la pression sur l'anneau externe. Il en résulte que derrière le bandage ou au-dessus de lui, la hernie intrà-pariétale peut grossir et prendre un assez grand volume dans le canal; j'en ai observé un très beau cas sur un sacristain de Saint-Sulpice, qui portait des deux côtés une tumeur herniaire interstitielle du volume d'un œuf. Ce qu'il y a de remarquable, c'est que toute hernie inguinale qui passe très rapidement par les phases de son évolution dérange peu ou point les rapports des parties voisines; au contraire, si elle séjourne long-temps dans le canal, elle le dilate, et en écarte les parois à un degré extrême; en même temps les élémens du cordon participent à cet écartement, ils s'éparpillent à la périphérie de la tumeur, leurs rapports sont tout à fait changés; l'artère est loin du canal déférent, celui-ci est loin des nerfs et des autres vaisseaux; en un mot, toutes les parties du cordon, au lieu d'être rassemblées en bas et en arrière de la tumeur, se trouvent, en raison de leur dissociation, les unes en avant, les autres en arrière, en haut ou en bas, et la tumeur en est environnée de tous côtés; circonstance qu'il importe de connaître quand on est obligé de recourir à l'opération de la hernie étranglée; car la section malheureuse de l'un des vaisseaux du cordon compromet le testicule, la section de l'artère en privant l'organe du sang nécessaire à sa nutrition, celle du canal déférent en causant la rétention du sperme, celle des veines en empêchant le retour du sang veineux. En résumé, quand il se présentera une vieille hernie étranglée, examinez avec soin si elle a distendu le canal; dans ce cas, tenez-vous en garde contre cette dissociation des élémens du cordon, et prenez vos précautions dans l'opération.

A part ces phénomènes qui se rattachent au développement de la tumeur elle-même, il en est d'autres que l'on peut ranger sous quatre chefs, selon qu'ils accusent l'influence de la hernie :

1° Sur les parties voisines ;

2° Sur les viscères dont une partie est herniée, d'où la lésion des fonctions abdominales ;

3° Sur la nutrition générale ;

4° Sur les élémens de la hernie elle-même, le sac, etc.

Toute l'histoire symptômatologique de la hernie est renfermée sous ces quatre chefs. Je suppose, bien entendu, la hernie inguinale abandonnée à elle-même, ou mal contenue par le bandage.

Première série de faits. Le cordon est parfois dissocié, comme nous l'avons dit; mais à part cette dissociation, fréquemment il est le siége d'un engorgement sanguin, la pression de la hernie entravant la circulation veineuse. Si on le saisit vers la racine de la bourse qui contient la hernie et qu'on cherche à l'effiler entre les doigts, écartant le cordon déférent, il reste le paquet des vaisseaux que l'on sent pleins de sang et plus volumineux : c'est là un commencement de varicocèle. Cette affection, si rare du côté droit quand elle survient primitivement, est plus communément produite par une tumeur herniaire de ce côté. D'autres fois, le cordon s'épaissit et forme une masse dure, par suite d'un dègré de subinflammation ; mais cet état d'hypertrophie on plutôt d'induration ne prend pas ordinairement un mauvais caractère. Sous l'influence de la gêne de la circulation du sang veineux l'on voit aussi la tunique vaginale se remplir de sérosité, et l'hydrocèle est d'autant plus à craindre que le sujet est vieux et sa hernie grosse et ancienne.

Le rapport de succession entre les deux affections est bien manifeste ; est-on cependant en droit d'en conclure un rapport de cause à effet? je n'oserais l'affirmer ; toutefois j'en ai vu une quinzaine de cas, en sorte que, sans être bien commun, l'hydrocèle consécutif à la hernie n'est cependant pas un accident rare.

La hernie réagit aussi sur l'épididyme et le testicule ; ces organes deviennent plus gros et plus lourds, par l'effet d'un engorgement chronique dont la nature s'aggrave très rarement. Le scrotum lui-même a sa part du désordre ; toutes les enveloppes des organes spermatiques subissent un épaississement remarquable ; la graisse s'y accumule quelquefois en assez grande abondance pour combler et effacer la rainure circulaire qui sépare ordinairement la hernie du testicule, et jeter quelque doute, si le chirurgien n'en était prévenu, sur la nature et l'origine de la hernie.

Ici devrait se trouver l'histoire des effets produits par la hernie sur les anneaux qu'elle traverse ; mais je préfère la rattacher à l'histoire du collet et du sac.

Deuxième série de faits. Les organes qui tiennent aux parties herniées par continuité ou par sympathie, éprouvent aussi consécutivement des troubles fonctionnels, souvent variables d'un individu à un autre.

Déjà dès que la hernie occupe le canal, ou bien encore

quand elle y est repoussée par les bandages ordinaires, beaucoup de sujets se plaignent d'une sensation de faiblesse que des bandagistes ont prise pour une faiblesse native des parois abdominales, et qu'ils espèrent corriger avec une ceinture.

Quand la hernie est sortie du canal, il est des individus qui ne souffrent point, qui peuvent manger toute sorte d'alimens, se livrer même à des excès de table et de boisson sans être incommodés en aucune façon. Pourquoi ces hernieux sont-ils ainsi privilégiés? je ne saurais le dire, et dans tous les cas ils forment toujours le plus petit nombre.

Chez d'autres, on observe un redoublement de douleur dans les temps humides; la hernie est en effet un aussi bon baromètre pour les changemens de l'atmosphère, que le rhumatisme, ou la cicatrice des moignons des opérés. Le corps humain, soumis aux influences météorologiques, se laisse pénétrer comme une éponge par l'humidité de l'air; nos tissus se gonflent, nous nous sentons plus lourds. Est-ce que la hernie, par cela même, se dilaterait davantage, et ferait plus d'efforts pour sortir? Ou bien encore, ne pourrait-on pas dire que la sécrétion intestinale étant plus active, par suite du ralentissement de la transpiration cutanée, l'abdomen engorgé tend à expulser au dehors son trop plein et chasse ainsi la hernie avec plus de force? Quoi qu'il en soit de ces explications, voici les faits constans:

Les hernieux souffrent davantage dans les changemens de temps, et surtout dans les temps humides;

Les hernies sont alors plus difficiles à contenir; et tel bandage qui était efficace par un temps sec, est insuffisant dans les temps d'orage;

Et enfin, il semble que les étranglemens sont plus fréquens dans les circonstances signalées.

Les accidens d'une hernie mal contenue, sans qu'il y ait la moindre trace d'étranglement, sont des coliques sourdes, du météorisme, des éructations, un malaise physique et intellectuel, une pesanteur de ventre et une paresse de l'esprit ; et ce sont là les signes d'une mauvaise digestion. Ceci arrive souvent chez des hommes de lettres âgés, presque toujours assis, chargés d'embonpoint; sous l'influence de ces deux causes prédisposantes, la vieillesse et l'embonpoint, une petite pointe de hernie se montre, et bien qu'inaperçue par le malade, elle suffit à produire tous ces accidens que plus d'un médecin a attribués à une gastralgie et traités en conséquence.

J'ai rencontré plusieurs cas de ce genre ; et je ne saurais trop vous recommander d'explorer avec soin les régions inguinales aussitôt que ces mêmes phénomènes se prononcent; on évite ainsi une erreur fâcheuse de diagnostic, et l'on remédie au mal comme par enchantement par la simple application d'un bandage herniaire : *sublatâ causâ tollitur effectus.*

D'autres hernieux ne peuvent manger qu'une certaine espèce de nourriture. La plupart des légumes, mais plus spécialement les haricots et les choux, déterminent chez eux une accumulation de gaz qui les étouffent et rendent la digestion très laborieuse ; de là, la nécessité pour eux d'une alimentation animale. Mais malheureusement la viande est trop chère dans les marchés de Paris, pour que nos indigens puissent en faire leur nourriture ordinaire ; et réduits à faire usage d'un régime pernicieux, il ne faut pas s'étonner si leur existence est minée plus vite que celle des riches, qui ont toute facilité de se procurer les alimens qui leur conviennent.

En effet, la digestion ainsi troublée tous les jours entraîne bientôt un défaut de nutrition, et la maigreur s'ensuit. Aussi les hernieux des classes ouvrières, qui ne peuvent choisir leur nourriture, ont-ils presque tous des ventres plats; tandis que les hernieux des classes riches sont très ventrus pour la plupart. La statistique nous a appris d'ailleurs que, mettant à part les maladies spéciales et agissant sur la masse de la population, il meurt 1 individu sur 32 dans les quartiers de la Cité et du faubourg St-Marceau ; tandis que dans les quartiers les plus riches la mortalité est bornée à 1 sur 64. Jugez par ces chiffres effrayans de combien une hernie mal contenue doit encore abréger les jours des indigens soumis d'ailleurs à tant de chances de mort ; et étonnez-vous si, à un certain âge, la multitude des hernieux ne peut plus combler le vide que la mort a fait parmi les anciens.

Troisième série de faits. — L'influence d'une hernie mal contenue ne se borne pas aux viscères abdominaux ; elle ne permet plus à l'homme qui la porte de rassembler toute sa puissance musculaire. Pour faire un effort, il perd haleine et se trouve arrêté dans ses tentatives, absolument comme l'homme atteint d'une fistule de la trachée-artère. Tout le monde doit comprendre qu'il en soit ainsi ; il suffit de connaître la théorie de l'effort et tout ce qu'il nécessite. Ainsi une hernie jette souvent l'ouvrier dans la pénible obligation de quitter ses occupations habituelles, et de chercher un autre genre de travail souvent moins lucratif. Les tourneurs, les serruriers ne peuvent plus travailler debout ; les forts de la halle ne peuvent plus porter que les deux tiers ou même moitié des fardeaux qu'ils portaient auparavant.

Maintenant est-il vrai, comme l'ont écrit quelques auteurs, que ces troubles soient momentanés, et qu'ils cessent alors que la hernie, déjà ancienne, s'est habituée dans ses nouveaux rapports? C'est là une théorie spécieuse, mais démentie complètement par les faits; car les hommes qui d'abord n'ont pas voulu employer de bandages finissent par en venir chercher, incommodés de plus en plus par leur hernie toujours croissante.

Les nausées et les vomissemens ne sont pas chose commune chez les hernieux, comme certains écrivains le laisseraient à penser, et je n'en ai vu que très peu d'exemples.

Les accidens se calment ordinairement pendant la nuit, car les hernies rentrent d'elles-mêmes par le seul effet du décubitus dorsal. Cependant, dans quelques cas rares, elles sortent davantage et font plus souffrir. J'ai même vu un sujet à qui sa hernie, pendant la nuit, causait plus d'accidens rentrée que sortie; pendant le jour il en était tout autrement, et il avait besoin du bandage pour la contenir et se soulager. Enfin, il est des hernies qui ne peuvent plus du tout rentrer dans le ventre, parce que les organes y ont perdu leur *droit de domicile*, suivant l'expression de J.-L. Petit.

Quatrième série de faits.— Mais, Messieurs, il est un sujet plus important peut-être : je veux parler des effets des hernies sur leurs propres élémens; notez qu'il s'agit toujours dans cette leçon des hernies inguinales chez l'homme. Est-ce un épiplocèle? L'épiploon se comporte de diverses manières : il se durcit par épaississement, ou devient graisseux, ou bien adhère au sac herniaire. De là la difficulté et souvent l'impossibilité de la réduction.

Les intestins peuvent contracter eux-mêmes des adhérences semblables; et si elles sont très étendues, il en résulte que la hernie n'a plus de sac péritonéal.

Quant à ce sac lui-même, une première question à vider est celle-ci: rentre-t-il avec la hernie dans le taxis ordinaire ou reste-t-il au dehors ? J'ai fait tous mes efforts pour m'assurer sur le vivant de cette rentrée du sac, et je n'ai trouvé aucun signe suffisant pour porter ce diagnostic. Il est probable qu'il peut rentrer quand la hernie est récente ; et que plus tard il a contracté de trop fortes adhérences, soit avec les anneaux, soit avec les fascias du scrotum, pour être réduit aussi facilement. Toutefois, dans les cas d'étranglement, on a de nombreux exemples de hernies réduites en masse, avec leur sac dont le collet formait l'étranglement ; mais ce sont des cas particuliers, et où le taxis a été opéré avec une plus grande force que pour les hernies simples et réductibles.

Je laisse de côté les épaississemens, les cartilaginifications, que le sac peut subir comme toutes les autres séreuses ; mais un point d'une importance capitale, est celui des rétrécissemens de son collet.

J'entends par *collet du sac* cette portion rétrécie, cette sorte de goulot qui s'étend d'un anneau à l'autre dans tout le canal inguinal. Quand les deux anneaux se confondent, le collet est fort peu étendu, et se trouve au niveau de l'anneau externe. Quand la hernie a commencé par dilater le canal avant d'en sortir, on comprend qu'il y a un premier collet vers l'anneau interne, et un second vers l'anneau externe.

Or, ce collet, simple ou multiple, si étroit ou si étendu, est sujet à se resserrer, et se resserre, en effet, dans presque toutes les hernies un peu anciennes. Soit que le sac herniaire entraîne une large portion de péritoine qui ne peut traverser les anneaux qu'en se plissant comme l'orifice d'une bourse, et que ces plis finissent par s'agglutiner entre eux ; soit que la pression de la hernie à l'anneau interne, celle du bandage mal appliqué à l'anneau externe y déterminent une irritation sourde et par suite une induration ; quelle que soit enfin la théorie que l'on adopte à cet égard, toujours est-il que le collet du sac est susceptible de rétrécissement supérieurement et inférieurement, et que la hernie peut s'y étrangler. Les anneaux participent-ils à ces rétrécissemens? D'abord, il faut le noter, ce sont des ouvertures naturelles ; leurs formes et leurs dimensions sont déterminées avec une invariabilité positive.

L'anneau externe, particulièrement, est exactement circonscrit et ne change point, en raison de l'immobilité du tissu qui le forme ; et en conséquence la hernie peut bien les dilater, mais elle ne saurait les rétrécir. Sur plus de deux mille hernies que j'ai examinées, je n'ai pas vu une seule fois les anneaux rétrécis ; et, presque constamment, au contraire, ils sont plus ou moins dilatés ; aussi je nie de la manière la plus formelle l'étranglement des hernies par l'anneau externe, et j'ajoute qu'il n'en existe pas une seule observation bien constatée. Quant à l'étranglement par l'anneau interne, mon opinion est la même. Cet anneau, oublié par Scarpa et découvert par Astley Cooper, est l'orifice du doigt de gant représenté par la dépression canaliculaire du *fascia transversalis*, et il se présente à l'anatomiste moins bien dessiné que l'anneau externe, et composé d'un tissu plus faible et moins aponévrotique. Aussi, dans les hernies anciennes, est-il le premier à céder, à se dilater outre mesure, et jusqu'à se confondre avec l'anneau externe. Sans doute, à une époque moins avancée, il peut faire corps avec le collet du sac, et ainsi concourir à l'étranglement, mais toujours d'une façon secondaire et en même temps que le collet du sac herniaire, lequel, le plus souvent, en est la cause unique. Je répète donc que l'on s'est trompé en accusant les anneaux de produire l'étranglement ; ou du moins l'on s'est beaucoup hâté d'établir une pareille doctrine sans avoir un seul fait valable à l'appui.

J'ai long-temps partagé cette erreur ; et comment en eût-il été autrement, quand pas une voix ne s'élevait contre? Mais enfin, en étudiant de plus près les écrits des chirurgiens, j'ai d'abord été frappé des contradictions qui séparent, même à notre époque, les partisans de la doctrine ancienne. Dupuytren admettait, par exemple, que 6 fois sur 10 l'étranglement se faisait par le collet du sac ; sir A. Cooper pense que les anneaux y jouent un rôle beaucoup plus étendu ; M. Velpeau regarde l'étranglement par le collet comme une chose rare et exceptionnelle. Et en remontant à l'origine de la doctrine, par qui a-t-elle été fondée? Par des chirurgiens qui ne connaissaient ni la possibilité du rétrécissement du sac à son collet, ni même le canal inguinal. Pour eux, il n'y avait qu'un anneau; quoi de plus simple que de tout attribuer à cet anneau?

La tradition nous a transmis ces idées qui ont été acceptées comme fondées sur l'expérience de trois siècles, tandis qu'elles ne représentaient que l'ignorance des siècles antérieurs. Mais du moins, dans l'âge moderne, a-t-on essayé d'éclairer cette question par des autopsies? Jamais; et quand des autopsies ont été faites par hasard, toujours elles ont montré l'étranglement au collet du sac. Sur des sujets morts avec de vieilles hernies, mais sans étranglement, on a trouvé toujours les anneaux dilatés, presque toujours le collet rétréci. Sur le vivant, depuis que ces idées nouvelles se sont présentées à mon esprit, j'ai vu plusieurs cas d'étranglement; et toujours par le collet et non par les anneaux. Alléguera-t-on les opérations faites tous les jours par nos chirurgiens! Et qui ne sait comment ces opérations sont faites? On ouvre le sac, on cherche le point où l'étranglement existe, cela suffit ; on débride comme on peut, sans savoir et sans s'inquiéter seulement du siége réel de cet étranglement. Bien plus, par une préoccupation étrange, quand la mort a suivi l'opération, et cela n'est pas rare, on fait l'autopsie, on regarde dans tous les coins du cadavre, excepté précisément dans ce point si important où l'étranglement existait; et je pourrais vous citer quarante observations toutes modernes, dans lesquelles cette recherche a toujours été négligée.

Je reviendrai sur ce sujet avec plus de détails quand nous traiterons la question de l'étranglement ; j'ajouterai seulement ceci : c'est qu'il serait bien étrange, si l'étranglement était causé en effet par les anneaux, de voir la hernie assez étroitement serrée pour arriver à la gangrène, tandis que le cordon spermatique compris dans le même anneau, soumis à la même striction, ne donne pas le moindre signe de trouble dans sa circulation, ni d'inflammation ni de douleur.

SEPTIÈME LEÇON.

DIGRESSION SUR L'ÉTRANGLEMENT DES HERNIES. — CONDITIONS DE LA CURE RADICALE. — HISTOIRE DES BANDAGES HERNIAIRES.

Dans notre dernière séance, j'ai avancé qu'il n'existait pas actuellement dans la science un seul fait bien constaté d'étranglement par les anneaux inguinaux, et que toutes les fois qu'on s'était livré, à cet égard, à des recherches exactes, on avait toujours trouvé l'étranglement au collet du sac herniaire. Presqu'aussitôt il s'est présenté une occasion de vérifier ma doctrine. Permettez-moi de vous raconter le fait en peu de mots. Nous aurons soin, plus tard, d'insister avec tous les détails nécessaires sur cette question capitale de l'étranglement dans les hernies.

Il s'agissait d'un homme d'une cinquantaine d'années, entré à la Pitié pour une hernie inguinale gauche qu'il portait depuis trente-cinq ans, et qui n'avait jamais été contenue. Les symptômes de l'étranglement s'étaient déclarés ; M. Sanson, dont tout le monde connaît l'esprit sévère et le coup-d'œil sagace, pensa avoir affaire à un étranglement par l'anneau inguinal ; il opéra avec tout le soin désirable, mit cet anneau à nu, le divisa, et l'étranglement cessa à l'instant même. Que pouvait-il y avoir à objecter? Et cependant le malade ayant succombé, nous avons pu recourir à l'autopsie, et nous avons reconnu que le bistouri avait divisé le col du sac en même temps que l'anneau externe ; que ce collet du sac formait une valvule épaisse d'une demi-ligne, faisant saillie d'une ligne et demie environ à l'intérieur, et régnant dans plus de la moitie de la circonférence du collet; cette valvule avait été coupée par l'instrument. M. Sanson admit, en conséquence, qu'il y avait un étranglement mixte, déterminé à la fois par l'anneau et par le collet. Cela pourrait nous suffire ; mais nous ne nous arrêtons pas à cette simple concession, et cette observation méritera d'être analysée sous diverses faces quand nous nous occuperons spécialement de cette question. Souvenez-vous seulement que ce soi-disant étranglement par l'anneau, si bien prouvé en apparence avant l'autopsie, a changé de nature à la dissection. J'arrête ici cette digression ; et, reprenant notre sujet, je commencerai d'abord par rechercher si les hernies sont susceptibles d'une cure radicale

CONDITIONS DE LA CURE RADICALE DES HERNIES INGUINALES.

La cure radicale des hernies a exercé beaucoup la sagacité des chirurgiens, et a enfanté, depuis l'antiquité jusqu'à nos jours, une foule de procédés opératoires dont quelques-uns sont au moins très ingénieux. Je ne veux pas, pour le moment, en aborder l'histoire ni la critique, cela viendra en temps et lieu. On peut d'abord poser en fait que ce que produisent les meilleurs procédés opératoires, peut être aussi bien produit par un bandage rationnel ; et dès-lors nous avons à rechercher si, par l'un ou l'autre de ces moyens, la cure radicale est réellement possible.

Je pense d'abord qu'il faut renoncer à cette espérance

pour les hernies inguinales directes, et qu'il n'y a de chances de réussite que pour les hernies qui parcourent la longueur du canal. Pour celles-là même, il est encore des différences très importantes à établir.

S'agit-il d'une hernie de l'enfance? La cure radicale pourra être obtenue dans tous les cas. En effet, quel est le rôle de l'art en cette circonstance? Il doit tendre à oblitérer la tunique vaginale que la nature a oublié de fermer. Ce résultat obtenu, la hernie et sa cause ont disparu en même temps; l'enfant est replacé dans le même état que ceux qui n'ont jamais eu de hernie. Car la nature vient alors tellement à notre aide, que les bandagistes eux-mêmes, malgré la vicieuse application de leurs appareils, obtiennent un certain nombre de cures radicales chez les enfans. Mais il s'en faut de beaucoup qu'ils les guérissent tous; et, je vous le répète, si le bandage est bien appliqué, c'est à tous que le bienfait de la guérison doit s'étendre.

La cure radicale peut compter aussi un grand nombre de succès chez les hernieux de 13 à 35 ans. En effet, à cet âge se montrent les hernies de force, c'est-à-dire qui résultent d'un effort disproportionné fait par l'individu; la cause est toute accidentelle, et cesse aussitôt qu'elle a agi. Nous n'avons donc à combattre que le résultat: cherchez, à l'aide du bandage, à obtenir l'oblitération du sac herniaire dans son passage à travers le canal; recollez, si je puis ainsi dire, les deux parois de ce canal et les bords écartés de l'anneau inguinal interne; toutes choses seront alors remises dans l'état où elles étaient auparavant, et la cure sera complète.

Mais il n'en est plus ainsi au-delà de trente-cinq ans, époque des hernies de faiblesse. Alors en effet les aponévroses sont affaiblies, il y a une prédisposition notable aux hernies, qui subsiste toujours après que vous avez détruit ses effets. Vous obtiendrez bien encore la disparition de la hernie, mais il ne faut pas vous y fier : le bandage ôté, elle ne tarderait pas à revenir. J'ai vu de ces guérisons apparentes : j'ai vu disparaître en un an une hernie inguinale chez un vieillard de soixante-huit ans ; et j'avais pensé que la cure radicale serait donc alors toujours possible. Les récidives ont dû changer mon opinion à cet égard. Bien plus, je vous montrerai qu'il n'est pas sûr d'employer chez les vieillards les mêmes bandages que chez les jeunes gens. Sans doute vous trouverez quelques exceptions à la règle ; il y a des hommes qui sont jeunes et vigoureux à cinquante ans, comme il y en a qui sont usés à trente, et ceux-ci ne sauraient obtenir une cure radicale que les autres peuvent encore espérer. Enfin même de vingt à trente-cinq ans, il y a moins de chances pour ceux qui ont une prédisposition héréditaire, ce qu'il ne faut pas oublier.

Abordons maintenant l'histoire des bandages herniaires.

HISTOIRE DES BANDAGES HERNIAIRES.

Il y a deux mille ans qu'on parle de hernies, et il y a à peine quarante ans que l'on connaît véritablement le canal inguinal. M. J. Cloquet, qui l'a le premier bien décrit parmi nous, n'a pas été conduit par cette étude à l'idée de changer les anciens préceptes d'application des bandages d'après les nouvelles données anatomiques ; or vous tous qui avez vu le canal inguinal le plus souvent rempli par les hernies, vous savez maintenant combien il importe d'appliquer les bandages comme nous l'avons indiqué, c'est-à-dire de manière à comprimer toute la longueur du conduit de la hernie, en lui fermant tout à la fois la porte du dehors, ou l'anneau inguinal externe, et la porte du dedans, ou l'anneau inguinal interne.

Il faut donc vous attendre, en suivant de siècle en siècle les progrès de l'art du bandagiste, à rencontrer de longs tâtonnemens et des erreurs lentes à se dissiper. Cet historique a été tenté récemment par deux auteurs recommandables, mais je n'ai pas trouvé que ni l'un ni l'autre l'aient fait d'une manière bien complète. Ainsi, M. Dezeimeris ne fait remonter les ressorts d'acier qu'à Blégny; et Nicolas Lequin, avant Blégny, en faisait depuis long-temps usage. M. Belmas attribue la première mention du ressort métallique à Marc Gaténaria, et il a eu le malheur de prendre la date d'une édition bien postérieure à la mort de Gaténaria, pour l'époque où vivait l'auteur même. Mais d'ailleurs, Gaténaria était du quinzième siècle, et dès les premières années du quatorzième, Bernard Gordon, professeur à Montpellier, recommandait le brayer à ceinture métallique. On peut donc présumer que ce brayer est d'origine française; et comme c'est en France qu'il a été retrouvé et perfectionné plus tard, cela vous expliquera pourquoi j'en parlerai toujours sous le titre de bandage français. Mais il est essentiel de remonter un peu plus loin.

Jusqu'à Galien, les anciens attribuant la hernie à la rupture du péritoine, pensaient que la réunion n'était possible que chez les enfans; aussi ne proposaient-ils de bandage que pour les hernies des enfans.

Plus tard un bandage fut conseillé également chez les adultes, par suite de l'opinion qui commençait à s'établir que la rupture du péritoine n'avait pas lieu dans tous les cas. On lit, en effet, dans Aétius, que la hernie est curative par le repos et au moyen d'un bandage mou qui maintiendrait sur le lieu de la hernie une pelotte formée de papier mouillé et colorée avec de l'encre. Ici on pourrait élever une discussion touchant la nature de ce papier dont parle Aétius. La traduction latine dit *charta*. Ce n'est pas du papier de chiffon, puisque celui-ci ne date que du quatorzième siècle et qu'Aétius vivait dans le sixième; est-ce du papier de soie, du papyrus ou du parchemin? Ce ne peut être l'un des deux derniers : ils ne sont pas susceptibles de se ramollir assez pour former une pelotte. Reste le papier de soie dont la première origine est fort obscure; mais avant de rien décider, il faudrait connaître le mot grec qui correspond au mot *charta* de la traduction latine : c'est une recherche que nous laisserons aux érudits.

Les Arabes n'offrent rien de bien nouveau sur les bandages. Ali-Abbas propose seulement de substituer la ceinture de cuir à la ceinture de toile ou de laine ; mais il est probable que d'autres avaient été plus loin, car on trouve dans un livre de Constantin l'Africain, livre qui n'est qu'une compilation de ce qu'ont écrit les Arabes, l'indication pour les hernies d'une pelotte de plomb concave. Constantin vivait au onzième siècle ; c'est donc au onzième siècle qu'il faut arriver pour trouver la première mention des pelottes dures et d'une matière métallique employée à la confection des bandages. Deux siècles plus tard nous assistons aux premiers progrès de la chirurgie moderne en Italie ; on fabrique des pelottes en bois et en fer ; mais la ceinture demeure toujours faite avec du cuir ou des tissus.

Au commencement du quatorzième siècle, en 1306, c'est-à-dire cent soixante ans avant Ganéraria, Gordon recommanda le bandage en fer. Il fut bientôt oublié, au point que Guy de Chauliac lui-même ne le connaissait pas. On le trouve reproduit en Angleterre par un certain

Gaddesden, charlatan qui l'indique sans donner le nom de l'auteur. Cette reproduction du bandage en fer n'attira pas davantage sur lui l'attention des chirurgiens ; il fut de nouveau oublié jusqu'au commencement du quinzième siècle, où Arculanus, en Italie, essaya de le faire revivre. Il y eut une sorte de lutte à cet égard ; Barthélemi de Montagnana, rival d'Arculanus, le traitait d'imagination fantastique et lui préférait le bandage de toile. Il convient d'ajouter, qu'à part la raison de rivalité, Montagnana avait un remède secret pour la cure radicale des hernies. Enfin, vers 1480, Marc Gaténaria le reproduisit et le donna comme l'ouvrage d'un serrurier de Pavie. Après Gaténaria, nouveau silence sur le bandage de Gordon. Franco n'en parle pas ; Ambroise Paré l'oublie, et Fabrice d'Aquapendente propose un brayer à ceinture molle, avec pelotte métallique ou en bois.

Enfin, vers le commencement du dix-septième siècle, Fabrice de Hilden, qui fabriquait lui-même ses bandages, en décrivit un en fer mou, très flexible ; il en donna de différentes formes, qui nous sont représentés dans l'ouvrage spécial que publia en 1630 Malachias Geiger. On trouve, dans cet ouvrage de Geiger, que pour rendre le bandage de Fabrice plus compressif, on se servait d'une pelotte mobile qui obéissait à une vis de pression. Mais avant la publication du livre de Geiger, en 1628, il existait en France un bandagiste qui pourrait, à bon droit, être appelé le père des bandagistes modernes; artiste d'un véritable talent, qui, après trente-sept ans de pratique, publia, eu 1665, c'est-à-dire onze ans avant Blégny, un petit livre admirable pour le temps, et qui, dans certains points, est encore un chef-d'œuvre de nos jours. L'auteur est resté presque complètement inconnu ; son nom, qui manque dans nos meilleures biographies médicales modernes, n'est cité ni par M. Dezeimeris, ni par M. Belmas : c'est Nicolas Lequin. Il avait parcouru la France, l'Italie, l'Allemagne ; il avait examiné et apprécié les divers bandages employés dans ces différens pays, et c'est lui, le premier, qui proposa et fabriqua les bandages en acier. On trouve aussi dans son livre l'indication du bandage en fil de fer, que M. Mathias Mayor a cru avoir inventé de notre temps.

Nicolas Lequin eut pour successeur Antoine Lequin, son neveu ; mais lui-même il se trouva en lutte avec le chevalier de Blégny, qui voulut s'approprier la découverte des ressorts d'acier. Quoique traité de charlatan par Dionis, ce Blégny ne manquait pas de mérite. Il avait vu la hernie inguinale, chez la femme, tomber au bas de la grande lèvre ; il avait constaté que dans l'exomphale il n'y a pas rupture du péritoine ; et enfin il avait reconnu sur le vivant une hernie inguinale formée par la vessie.

Après Blégny, on trouve encore d'autres bandagistes qui appliquèrent diverses modifications aux bandages connus ; ainsi, je vous présente, parmi les bandages que j'ai choisis dans les collections de la Faculté ou qui m'appartiennent :

1° Un bandage sans ressort avec la ceinture en cuir et des pelotes en buis ;

2° Un bandage à ceinture de fer absolument flexible comme du plomb ;

3 Un bandage dont la pelote est montée sur une double plaque ; la plaque intérieure recourbée à sa pointe pour mieux s'appliquer sur le pubis, ou, pour employer le mot technique, pour mieux *pincer*.

4° Un bandage dont la plaque est montée à vis sur le ressort, et peut s'en écarter on s'en rapprocher à volonté à l'aide de cette vis ;

5° Un autre monté sur deux plaques qui sont écartées par un ressort, en sorte qu'à part l'élasticité de la ceinture d'acier, il y a encore l'élasticité de la pelote ; c'est ce que l'on nomme *bandages à soufflet* ;

6° Deux bandages dont la pelotte est mobile sur le ressort à l'aide de deux mécanismes différens, mais concourant au même but ; savoir, de faire varier l'inclinaison de la pelote selon le besoin ;

7° Des bandages doubles à deux pelotes montées sur le même ressort ;

8° Divers bandages à pelotes de diverses formes, parmi lesquelles se trouve la pelote triangulaire dite *à bec de corbin* ;

9° Des bandages à ressort de diverses longueurs, embrassant la moitié, les deux tiers ou la totalité de la circonférence du corps.

Cette collection est loin d'être complète ; vous n'y voyez pas le ressort en fil de fer, le ressort brisé et bien d'autres dont vous trouverez la mention dans les écrits d'Arnaud et des bandagistes du temps.

Dans la dernière moitié du dix-huitième siècle, il y eut de nombreux essais de perfectionnement. Tantôt ils portaient sur les pelotes, que Fauvel fabriquait en ivoire, Lechandelier, en noyer ; Laval et Mousa, en caoutchouc ; tantôt sur le ressort, que Blackey construisait avec des ressorts de pendule, et que Camper fixait aux dix douzièmes de la circonférence du corps. On a signalé tous ces essais, et l'on a eu raison sans doute ; mais il ne fallait pas oublier le perfectionnement le plus capital des bandages doubles, qui consiste à fixer chaque pelote sur un ressort à part. Cette invention paraît appartenir à Tiphaine, et ne remonte pas plus haut que 1761.

Au total, le bandage français gardait la préférence, et

Juville, qui prétendait l'avoir perfectionné, n'était pas plus avancé que ses prédécesseurs. Enfin, une grande innovation nous vint d'Angleterre. Salmon, mécanicien renommé, étant affecté d'une hernie, et ayant vu un de ses convives saisi d'un étranglement devenu rapidement mortel, fixa son attention sur la meilleure forme à donner aux bandages, et imagina le bandage anglais, qui embrasse le côté du corps opposé à celui où existe la hernie. A cette première modification, qui rompait en visière avec toutes les idées reçues, il en ajouta d'autres non moins étranges : 1° son bandage ne se collait point contre la peau ; 2° il ne suivait aucunement les contours du bassin ; 3° il s'appliquait sans courroies ni sous-cuisses ; 4° enfin la pelote était mobile dans tous les sens.

Ce bandage fut importé en France par M. Wickam, et il y éprouva une singulière destinée. D'abord tous les chirurgiens s'élevèrent contre, et, encore aujourd'hui, il n'est peut-être pas un article de dictionnaire où il ne soit immolé à la plus rigoureuse critique. D'une autre part, la nouveauté avait séduit les malades ; les bons effets du bandage accrurent sa vogue ; tous les bandagistes voulurent en avoir, et alors commençèrent les contrefaçons. Parmi ces contrefaçons, les plus célèbres furent celles de M. Valérius, honoré de l'approbation de la Faculté de médecine, et celle de M. Burat, qui eut l'approbation de l'Académie. Bien que l'heure écoulée ne me permette pas d'aborder la critique de ces bandages, qu'il me soit permis de dire par avance que toutes ces approbations de sociétés savantes, que toutes ces critiques des chirurgiens ne sont fondées sur rien autre chose que de frivoles imaginations, et qu'elles font sourire jusqu'aux bandagistes qui en ont profité. On blâmait dans le ressort anglais ce qu'il avait de bon ; on louait dans les contrefaçons ce qu'elles avaient de pire ; tant l'expérience est venue démentir les prévisions de la théorie ! Il était temps de soumettre enfin ces bandages au seul critérium qui devrait régir les sciences médicales, l'observation ; je vous dirai dans la séance prochaine ce que l'observation m'a appris.

Sans doute, j'aurais pu étendre davantage cet historique, énumérer les nombreux bandages brévetés à Londres et à Paris, analyser les mémoires théoriques de Roussille Chamseru et d'autres ; mais cela n'en valait pas la peine. Nous retrouverons tous les bandages modernes, quand nous aurons à les comparer à leurs types principaux, et à déterminer les conditions les plus favorables à leur efficacité. Quant aux théories, elles se trouveront jugées naturellement par la simple exposition des faits.

HUITIÈME LEÇON.

EXAMEN CRITIQUE DES BANDAGES DESTINÉS AUX HERNIES INGUINALES. — I. DES CEINTURES.

Dans la dernière séance, Messieurs, nous avons tracé rapidement l'histoire des bandages herniaires considérés d'une manière générale ; vous avez vu que leur découverte remonte plus haut qu'on ne l'avait pensé jusqu'à ce jour ; et nous avons rattaché à cette histoire plusieurs noms qui ne méritaient pas l'oubli où on les a laissés. Il s'agit maintenant d'étudier les bandages sous le point de vue pratique, et cette étude essentielle nous arrêtera plus d'un jour. Afin de traiter la question sous toutes ses faces, je me propose d'examiner successivement, d'abord tous les élémens qui entrent dans la composition du bandage, puis le bandage lui-même résultant de la combinaison diverse de ces élémens.

Tout bandage herniaire se compose de ces quatre élémens capitaux ; 1° la ceinture, 2° la pelote ; 3° le moyen d'union de la ceinture et de la pelote ; 4° la garniture, dans laquelle se trouvent compris les courroies et les sous-cuisses.

I. DE LA CEINTURE.

On peut distinguer trois espèces de ceintures, selon la matière dont elles sont construites, savoir : *la ceinture molle*, en toile, en futaine, ou en cuir ; *la ceinture en fer*, et la *ceinture d'acier*.

1° La ceinture molle est presque universellement rejetée, du moins pour les hernies inguinales. De temps à autre seulement quelques médecins la préconisent de nouveau, et j'ai reçu plusieurs communications ayant pour but de m'en démontrer les avantages. On lui reproche de n'avoir pas assez d'élasticité pour répondre à celle des parois abdominales; d'exiger une striction d'autant plus énergique, que le bassin figurant une ellipse à grand diamètre transverse, la pression la plus forte s'exerce aux extrémités de ce diamètre, c'est-à-dire sur les hanches, et la plus faible au niveau de la hernie ; elle réclame en outre dans tous les cas l'addition d'un sous-cuisse assez serré lui-même ; et enfin un long usage a pour résultat d'affaiblir sa résistance et de la disposer à se rompre.

De ces reproches, le second est assurément celui qui est le plus grave; les autres sont communs à beaucoup de bandages à ceinture métallique. Je pense pour ma part que la ceinture molle a été beaucoup trop dénigrée. Souvenez-vous que jusqu'au dix-septième siècle, la plupart des chirurgiens, A. Paré en tête, ne faisaient usage que de ceintures molles, et que bien certainement ils maintenaient un assez bon nombre de hernies. J'ai vu la ceinture en simple toile appliquée avec succès par un médecin distingué de la province, M. Alliot de Montagny; et tout récemment j'ai été consulté par un homme de trente-cinq ans qui ne portait depuis son enfance qu'un bandage à ceinture de cuir, et qui le préférait à tous les autres. Camper lui-même, bien que l'auteur d'une modification assez importante du bandage français, avait assez fréquemment recours aux ceintures molles. On comprend d'ailleurs que l'on augmente beaucoup leur efficacité en donnant à la pelote une épaisseur capable d'alonger le diamètre antéro-postérieur du bassin à l'égal du diamètre transverse. Ainsi donc, ce serait à tort qu'on les rejeterait d'une manière absolue ; chez les enfans, chez les jeunes sujets, et pour des hernies qui ne dépassent pas le troisième degré, elles peuvent remplacer assez bien les ceintures métalliques. Je me garde bien de dire qu'elles méritent la préférence, et je pense qu'il ne convient de les employer que quand on n'a pas sous la main d'appareil plus convenable. Mais comme bandage provisoire, jusqu'à ce que le malade ait la possibilité de s'en procurer un autre, elles ne sont pas à beaucoup près aussi mauvaises qu'on le dit.

Il ne faudrait pas cependant s'y fier quand la hernie est volumineuse, et surtout lorsqu'elle est directe. Les expérimentateurs qui n'ont pas vu un grand nombre de hernies supposent volontiers que tous les cas se ressemblent, et que l'appareil qui leur a réussi quelquefois leur réussira toujours. M. Alliot, qui vraiment avait contenu plusieurs hernies avec son appareil en toile, lui accordait une confiance sans limites. Je lui proposai de l'essayer sur un nommé Lallemand, dont j'aurai à vous parler plus tard, et qui portait une hernie directe très difficile à contenir ; il accepta avec empressement. Le bandage fut confectionné sous ses yeux et appliqué par lui-même ; au premier effort de toux, la hernie coula. Il ne se tint pas pour battu, et se mit à construire de ses mains un bandage nouveau auquel il promettait un succès plus favorable ; il ne réussit pas mieux, et abandonna l'entreprise.

Sur quelques individus qui avaient porté long-temps une ceinture molle, j'ai vu constamment la peau des hanches froissée, flétrie, creusée d'une gouttière transversale, indice de la pression ; et enfin offrant un aspect dartreux plus ou moins prononcé. C'est un inconvénient réel, qui d'ailleurs est partagé par d'autres ceintures dont nous allons parler.

2° *Ceintures en fer.* Je vous ai montré une de ces ceintures empruntée à la collection de la Faculté ; elle plie en tous sens avec une grande facilité ; on dirait du plomb. Vous comprenez qu'on ne peut compter dans ce cas sur aucune élasticité ; aussi depuis long-temps ces ceintures sont unanimement rejetées.

Les ceintures en fil de fer ont plus d'élasticité, et mériteraient plus de confiance ; mais leur ressort serait sans doute trop faible et trop facile à fléchir, et j'espère bien que les efforts de M. Mayor seront insuffisans pour les ressusciter.

Je ferai mention ici d'une idée assez curieuse qui était venue à M. Absil, bandagiste distingué de Paris, quand je le mis en face d'une hernie directe qui se jouait de ses efforts, après s'être jouée de bien d'autres. Il voulait construire une ceinture en fer assez épaisse pour résister aux efforts du ventre, et qui, s'appliquant juste sur le sacrum et le pubis, ferait l'effet, disait-il, d'une muraille inflexible élevée devant la hernie. Cela eût été bien lourd et bien gênant pour les malades ; ils n'auraient pu s'asseoir sans se sentir le ventre serré comme dans un étau. Bref, l'idée n'a pas été mise à exécution, et il n'y a pas lieu de le regretter.

Peut-être devrais-je encore, sous le titre de *ceintures en fer* comprendre tous ces ressorts français employés depuis Lequin jusqu'à nous, en passant par les mains de Blégny, d'Arnaud, de Juville, etc., qui se vantaient à tort de les avoir perfectionnés. Ils sont faits d'un acier si mou qu'on les fait ployer en tous sens avec beaucoup de facilité. Mais cependant, comme ils jouissent d'une élasticité véritable, nous en traiterons dans la section suivante.

3° *Ceintures d'acier ou ressorts.* Nous arrivons aux ceintures presque universellement employées ; et c'est ici que la discussion nous obligera à mettre en présence les bandages modernes, et à suppléer ainsi à la lacune préméditée que nous avions laissée dans l'historique des bandages. Ces ceintures d'acier, appelées plus communément *ressorts*, ont singulièrement varié sous le rapport de la longueur, de la direction, de la forme, des complications, et même de la matière. Il faut d'abord bien distinguer les ressorts destinés aux hernies simples de ceux que réclament les hernies doubles. Parmi les ressorts simples, j'examinerai successivement :

1° Le ressort français ordinaire ;

2° Les ressorts français embrassant plus de la moitié du corps, dont l'expression la plus scientifique est le ressort de Camper ;

3° Le ressort renixigrade de M. Lafond ;

4° Le ressort brisé de Blégny ;

5° Le ressort anglais de Salmon et ses contrefaçons américaines ;

6° Le ressort de M. Valérius ;

7° Le ressort de MM. Burat ;

8° Le ressort brisé de Wickam ;

9° Enfin je dirai quelques mots des ressorts supplémentaires.

Le ressort français ordinaire est formé d'une lame d'acier assez mou, arrondie en demi-cercle, de façon à embrasser à peu près la moitié de la circonférence du corps, du côté occupé par la hernie; mais comme la partie supérieure du sacrum sur laquelle le ressort appuie en arrière, est plus élevée que l'anneau inguinal sur lequel la pelote doit presser en avant, les bandagistes et les anatomistes ont réuni leurs efforts pour parer à cette difficulté. Les premiers ont fixé le bout antérieur du ressort à la partie supérieure de la pelote; combinaison détestable sur laquelle nous reviendrons ailleurs. Les autres ont imaginé de faire décrire au ressort une spirale telle, que du haut du sacrum il descend légèrement pour gagner l'espace compris entre le grand trochanter et la crête iliaque, qu'il court horizontalement le long de cet espace; et arrivé en avant, qu'il s'incline de nouveau avec grâce pour aller rejoindre le bord supérieur de la pelote. C'est là ce que l'on appelle un ressort rationnellement construit, et tous les chirurgiens l'ont adopté.

Lorsque je viens ici professer une opinion résolument et absolument contraire, j'ai besoin de vous dire comment j'y suis arrivé. Pensez-vous que ce soit à l'aide de raisonnemens? Point du tout; non pas que je n'aie trouvé par la suite de bonnes raisons pour soutenir mon opinion nouvelle; car jamais l'esprit humain n'est avare de raisons; mais, je l'avouerai humblement, j'avais été tout d'abord séduit par l'autorité de mes devanciers, et par cette application ingénieuse de l'anatomie à la mécanique herniaire. Comme le ressort anglais de Salmon n'offre aucune de ces sinuosités, et brise en visière au principe anatomique, j'avais aussi, comme tous les chirurgiens, une effroyable prévention contre le bandage de Salmon. Toutefois, bien déterminé à n'en croire que l'expérience, je conduisis des malades chez M. Wickam, qui a importé ce bandage parmi nous; je le vis appliquer; je constatai qu'il n'était véritablement pas si mauvais que je l'avais cru; mais mes idées théoriques, encore toutes puissantes, me suggérèrent qu'il vaudrait beaucoup mieux si on le modifiait d'après le principe anatomique. Or, ce que je méditais avait été exécuté; M. Valérius avait courbé en sens opposé les deux bouts du ressort anglais et l'avait donné comme sien. M. Wickam, alarmé, poursuivit son confrère en contrefaçon; le tribunal délégua, avant de faire droit, une commission choisie parmi les professeurs de la Faculté, parmi les noms les plus justement célèbres de la chirurgie. Cette commission déclara que Wickam avait tort, que Valérius avait droit; que sa contrefaçon n'était pas une contrefaçon, mais un perfectionnement capital; que le ressort original était détestable, que le ressort modifié était admirable. Pour ma part, j'en étais convaincu d'avance, comme vous venez de l'entendre : et je m'en allai donc chez M. Valérius pour essayer aussi son bandage; mais comme un homme sûr du résultat. Or, ce résultat, voici quel il fut : je présentai à M. Valérius un homme affecté d'une hernie que Wickam avait contenue à l'aide d'un ressort de quatre livres de pression; M. Valérius appliqua un bandage d'une puissance égale, et la hernie s'échappa; il essaya un ressort de quatre livres et demie, et la hernie s'échappa encore. J'étais stupéfait. Pensant que la forme de la pelote y était pour quelque chose, j'adaptai la pelote de Wickam au ressort de Valérius, et la hernie s'échappait toujours. Quel étrange perfectionnement, qui diminuait à ce point l'efficacité de l'apareil! Et d'où provenait cette diminution?

Ce fut alors, et alors seulement que je m'appliquai à en chercher la raison, et je pense l'avoir trouvée. Le ressort des bandages herniaires peut assez bien se comparer à celui qui constitue les pincettes de cheminée ; n'est-il pas vrai que pour saisir solidement un tison, il faut que les bouts des pinces se répondent, et que le tison s'échappe si l'un des bouts passe par dessous l'autre ? C'est là l'histoire du ressort de Salmon et du ressort de Valérius. Dans le premier, toute la force de pression est employée ; dans l'autre, il y en a une grande portion qui est perdue, décomposée par l'obliquité inverse des deux extrémités du ressort. Or, ce reproche que j'adresse au ressort de Valérius, le ressort français ordinaire le mérite bien davantage encore. Voilà un premier grief.

Un deuxième vient de la mauvaise matière dont il est confectionné. En voici un pris parmi ceux du bureau central: il sort de l'officine de M. Blin, qui a la prétention d'avoir hérité des procédés de Juville. Il est courbe en dedans; un coup de pouce, le voilà droit; un autre effort, le voilà plié en dehors. Cela est extrêmement avantageux pour les bandagistes ; vienne, en effet, un individu à hanches très larges ; le bandage serre les os de trop près ; en un tour de main on élargit sa courbure ; il est trop large, au contraire, à l'instant on le rétrécit. Il est trop fort, on l'allonge, on le rapproche de la ligne droite ; le voilà affaibli. Il est trop faible, on augmente sa courbure ; le voilà renforcé. Tout cela est admirable pour le marchand, qui est toujours sûr de se défaire de sa marchandise, mais fort périlleux pour le client ; car cette élasticité si complaisante ne dure guère, et la hernie qui presse toujours aussi fort, ne rencontrant plus qu'une résistance moindre, s'échappe, et gare aux étranglemens.

Il y a encore d'autres inconvéniens attachés à ce ressort : mais comme ils viennent aussi en partie de la pelote et des garnitures, nous y reviendrons plus tard. Je noterai seulement que son peu d'étendue a paru à Camper un désavantage, bien qu'il n'ait pas exactement déterminé en quoi il consistait ; et de là ses recherches pour lui assigner une longueur plus convenable.

D'autres, avant Camper, avaient allongé le ressort jusqu'aux deux tiers, aux trois quarts, aux quatre cinquièmes de la circonférence du corps ; après beaucoup de tâtonnemens, il fixa sa longueur aux cinq sixièmes de cette circonférence. Scarpa a remarqué, avec assez de justesse, que la démonstration de Camper est presque inintelligible. Mais l'expérience était là plus puissante que les raisonnemens embrouillés de l'auteur ; le nouveau bandage tenait mieux et n'avait pas besoin de sous-cuisses ; les chirurgiens l'adoptèrent avec chaleur, tandis que les bandagistes le laissèrent de côté. Il est curieux de rechercher la cause de ce phénomène, et il n'est pas moins curieux de voir que ce qui a nui au bandage de Camper est précisément ce qui aurait dû le rendre plus recommandable.

Camper avait nettement reconnu et nettement démontré que l'extrémité antérieure du ressort ne devait point être inclinée en bas, et que cette inclinaison avait pour effet d'abaisser le centre du ressort et de relever la pelote. Ainsi son ressort venait directement s'attacher au bord supérieur de la pelote, ce qui était un inconvénient sans doute, mais du moins en évitait un autre. Sans cette fatale attache du ressort à la pelote, le bandage de Camper l'emporterait peut-être sur tous les autres, et je dis peut-être, parce que la ceinture est bien longue et bien lourde, et qu'elle s'applique trop immédiatement à la peau.

Mais le principe anatomique prévalut ; on rendit au ressort l'inclinaison antérieure que Camper lui avait ôtée. En même temps on s'écarta de ses autres préceptes ; on fit le ressort plus long ou plus court, sans aucune raison, même spécieuse ; et il serait difficile de rencontrer à Paris un bandage de Camper exactement dans les conditions de l'auteur. Ce que l'administration des hôpitaux paie assez cher sous le titre de *bandages à la Camper*, sont des bandages qui ont seulement le bout postérieur un peu plus allongé, ce qui n'a aucun avantage, et n'empèche pas le malade d'avoir besoin de sous-cuisses.

Un de nos excellens confrères, qui s'est beaucoup occupé des hernies, M. Jalade-Lafond, a jugé à propos de corriger le bandage de Camper ; ses modifications ont reçu, à ce qu'il assure, l'approbation de Dupuytren. Je l'en crois sur parole ; A. Dubois avait bien aussi approuvé le ressort de Valérius. M. Lafond a donc augmenté, d'une part, la longueur du ressort jusqu'aux 31|32e de la circonférence du corps ; et d'autre part il a incliné en bas le bout antérieur. Le bandage est devenu plus lourd et plus gênant, sans rien gagner par cette augmentation au moins intempestive. Mais l'inclinaison du bout antérieur a achevé, passez-moi l'expression, de dénaturer le bandage de Camper : il a fallu y rajuster des sous-cuisses ; il a fallu doubler l'épaisseur de l'acier à raison de la force décomposée ; et avec tout cela, le bandage de M. Jalade-Lafond, qu'il a bien voulu essayer lui-même sur un de mes hernieux, a échoué malgré tous ses soins. Je rapporterai plus tard les détails de mes expériences comparatives.

Ce sont là les principales variétés du ressort français ; les ressorts de Scatti et de M. Fournier de Lempdes se rattachent au ressort ordinaire et n'en diffèrent essentiellement que par le mode d'union de la pelote ; nous aurons donc à en parler plus tard. Il resterait à dire quelques mots du ressort *renixigrade* de M. Jalade-Lafond, dont voici un modèle emprunté à la collection de la Faculté. C'est son grand ressort de 31/32 auquel il a surajouté, du côté de la hernie, un, deux ou trois ressorts supplémentaires à plusieurs ondulations ; l'idée en est ingénieuse, mais le mécanisme trop compliqué et le but trop vague ; au reste, je n'en parle que parce que j'en ai un modèle sous la main: car je crois que M. Jalade-Lafond lui-même y a renoncé.

Enfin, Lequin, et Blégny après lui, se servaient d'un ressort à brisures, de telle sorte qu'il se pliait en plusieurs endroits à l'aide d'articulations, comme un pied de roi ou un mètre, mais seulement du côté de la concavité, et en l'étendant il reprenait la forme du ressort ordinaire. Il avait ainsi l'avantage de se mettre à la poche au besoin. Abandonné depuis long-temps, on peut cependant y retrouver la première origine du ressort brisé de Wickam, dont je dirai un mot tout-à-l'heure.

J'en viens maintenant aux ressorts anglais, qui embrassent le côté du corps opposé à la hernie, et d'abord au premier, au plus simple, et j'ajoute au meilleur de tous, le ressort de Salmon. Vous le voyez, c'est une ellipse tronquée dont les deux extrémités se regardent ; placez l'une de ces extrémités sur l'anneau ou sur le canal inguinal, la seconde ira très naturellement s'appuyer en arrière sur le côté correspondant du sacrum ; la pression antérieure répond directement à la pression postérieure ; il n'y a ni décomposition ni perte de force ; tout est employé utilement, et en conséquence on obtient les plus grands effets avec une moindre dépense. Autre avantage : les deux bouts de l'ellipse se refermant en dehors de la ligne médiane du corps, c'est-à-dire sur un diamètre moins étendu qu'il ne l'est à cette ligne médiane, le ressort n'a nulle tendance à s'ouvrir et à glisser du côté où il est appliqué, comme ferait le ressort français simple s'il n'était retenu par une courroie; de telle sorte que dans beaucoup de cas, non-seulement il peut se passer de sous-cuisse, comme celui de Camper, mais même aussi de courroie, et qu'en vertu de son mécanisme si simple, il reste fixé à la place où l'on vient de l'appliquer. Il ne comprime alors absolument que par ses deux extrémités ; le reste est libre et ne touche pas même la peau. Enfin il s'élève fort au-dessus de la saillie du trochanter, et ne craint pas conséquemment d'être dérangé dans les grands mouvemens d'abduction de la cuisse.

Ce ressort, plus épais et plus solide, en général, que les ressorts français, ne se laisse pas plier avec la même facilité, et, en conséquence, ne s'adapte pas aussi aisément à toutes les formes de bassin. Quand il a besoin d'être augmenté ou diminué de courbure, il faut recourir à la bigorne ; et cette manœuvre laisse à sa face concave des traces incisives qui diminuent nécessairement sa solidité : c'est un inconvénient pour le malade, qui provient encore de l'ardeur immodérée des bandagistes à écouler à tout prix leur marchandise. En se donnant la peine de choisir un ressort accommodé à la forme de chaque bassin, on n'a pas besoin de le marteler ; et rien de plus facile.

Mais il y a un autre inconvénient à ce ressort, qui provient du méchant acier avec lequel on le fabrique. C'est qu'au bout de six mois, huit mois, un an, plus ou moins, la force du ressort diminue si bien, que le bandage, qui contenait d'abord très bien la hernie, finit par la contenir très mal, ou par ne plus la contenir du tout. J'ai cherché à éviter ce défaut ; j'ai mis à contribution les connaissances spéciales de M. Charrière, et je lui ai fait fabriquer des ressorts d'un acier à-la-fois très liant et très élastique, chose difficile à atteindre. Les premiers qu'il m'a faits cassaient comme du verre, et il est obligé de soumettre lui-même chacun de ses ressorts à une épreuve spéciale avant d'oser en répondre. J'avais voulu aussi que l'épaisseur du ressort fût un peu plus grande au centre, où aboutissent les efforts de la pression antérieure et de la pression postérieure. Il paraît que cela est difficile à obtenir ; car je n'en ai pu avoir que très peu faits sur ces deux indications. Mais, bien que d'une égale épaisseur partout, les ressorts de M. Charrière ont ceci en leur faveur, qu'à égalité de poids ils sont plus forts que les autres, et qu'ils sont moins sujets à fléchir par l'effet d'un usage longtemps continué.

Reste seulement la crainte d'une fragilité plus grande ; et quoique les assurances de M. Charrière soient bien faites pour encourager, cependant je ne puis me débarrasser d'un reste de crainte ; et dans la plupart des cas, je me sers encore des ressorts anglais ordinaires. Ceux-ci cassent eux-mêmes quelquefois, mais cela est rare et tient en général à la présence d'une paille ; d'où vous pouvez induire combien il est important de visiter avec soin les ressorts que l'on veut employer.

Sir A. Cooper cite dans ses Leçons orales plusieurs bandagistes de Londres qui ont suivi les traces de Salmon. M. Wickam m'a fait voir de leurs bandages ; ils n'ont rien de particulier. J'ai eu aussi de la complaisance du même bandagiste un bandage américain que je vous présente : c'est une imitation pure du ressort de Salmon : seulement avec du fer presque pur, et une confection très grossière. Mais les modifications des bandagistes de Paris réclament maintenant notre attention.

M. Valérius était entré le premier en lice ; j'ai dit en quoi avait consisté l'altération qui avait passé pour un perfectionnement aux yeux des commissaires de la Faculté ; il n'est pas besoin d'y revenir. Après lui vint M. Burat, que je cite avec plaisir comme un de nos bandagistes les plus intelligens, mais qui lui-même sait parfaitement à quoi s'en tenir sur le mérite de son œuvre. Il prit le ressort anglais ; à deux pouces environ de l'extrémité antérieure il le brisa ; fixa en cet endroit un mécanisme assez ingénieux, qui permettait de fléchir à angle le bout du ressort ; et alla présenter ce ressort brisé à l'Académie royale de médecine. Un rapport très bien raisonné fut rédigé, lu et accepté par l'Académie en séance publique ; et les conclusions servent d'ornement au prospectus de M. Burat. Ce rapport a reconnu au ressort Burat deux grands avantages :

1° Il s'accommode mieux à la disposition des parties, attendu que l'anneau inguinal est à un niveau bien inférieur à la base du sacrum.

2° Il permet au ressort de longer l'intervalle qui sépare le trochanter de la crète iliaque, mieux que le ressort Salmon ou Wickam.

Or, il y a ici une chose certaine ; c'est que précisément le ressort Burat, au lieu de ces deux avantages, a deux énormes inconvéniens. Quand son extrémité antérieure est fléchie (et plus elle est fléchie, plus cela est sensible), la pelote que l'on croyait avoir abaissée au niveau de l'anneau, tend à remonter ; le ressort que l'on croyait avoir éloigné du grand trochanter, tend à s'en rapprocher.

En vain, dans la pure théorie, accumulera-t-on les raisonnemens pour ébranler ce résultat ; le fait existe ; c'est toujours le même fait, déjà dénoncé par Camper, qu'en inclinant en bas le bout antérieur du ressort, on abaisse le centre de ce ressort et l'on relève la pelote. Voici un ressort Burat ; si je l'applique, sans flexion aucune, comme un ressort anglais ordinaire, voyez comme il descend aisément en avant au niveau du canal ou de l'anneau, et comme il remonte vers la hanche fort au-dessus du trochanter. Je fais mouvoir la brisure, le voilà fléchi à angle droit ; le centre du ressort touche au grand trochanter, et le bout antérieur remonte avec la pelote.

Du reste, j'ai répété cette expérience avec M. Burat lui-même ; et quand je m'évertuais à réfuter les raisonnemens du rapport académique, j'ai saisi sur les lèvres de mon interlocuteur un sourire qui ne donnait pas à entendre qu'il fît lui-même grand cas de son rapport. Mais le rapport est lu par le public ; et que faut-il davantage ?

La modification de M. Burat a cependant sur celle de M. Valérius la supériorité que je vais dire, c'est qu'elle permet toujours de ramener le ressort aux conditions du ressort anglais simple, sauf la complication du mécanisme qui devient absolument inutile. J'ai conduit plusieurs hernieux chez M. Burat, un entre autres sur lequel tous les autres bandagistes à brevet avaient échoué, M. Wickam lui-même. M. Burat réussit à contenir la hernie, mais en s'abstenant de faire usage de son mécanisme. Le ressort laissé droit, la hernie était maintenue ; le ressort un tant soit peu coudé, la hernie filait.

Mais, dira-t-on, pourquoi le ressort pur de Wickam avait-il échoué ? C'est qu'un bandage n'est pas seulement formé par le ressort, et ce qui donna dans cette circonstance la supériorité à M. Burat, ce fut la forme de la pelote. Mais je vous rapporterai plus tard ces expériences avec tous leurs détails.

J'ai vu un autre ressort anglais brisé de la même manière, mais par un mécanisme différent, chez M. Absil, autre bandagiste plein de talent et de probité. Il avait pris un brevet d'invention ; quand la suite de mes expériences l'eut éclairé, il reconnut lui-même que son bandage était mauvais, et il est revenu au ressort simple.

Après toute cette longue série de ressorts, j'ai encore à

vous entretenir de deux autres, qui ont été ou inventés ou importés par M. Wickam. Le premier est un ressort brisé, mais d'une nature toute particulière. Ce n'est plus une lame, c'est une tige d'acier à peu près demi-cylindrique qui fait l'office de ceinture. A quelques pouces de son extrémité antérieure, cette tige est brisée, non pour réfléchir le ressort en haut ou en bas, mais pour permettre, à l'aide d'une vis, de porter son extrémité antérieure plus en arrière, et d'accroître ainsi à volonté la force de la pression. Je n'aime pas les complications, surtout quand le ressort simple parvient aux mêmes résultats. Ce qui m'a paru le plus clair en ceci, c'est que M. Wickam, arrivé au bout de son brevet d'invention pour le ressort-Salmon, avait voulu avoir un brevet d'invention pour son propre compte.

Mais il y a cependant une petite complication du ressort ordinaire qu'il ne faut peut-être pas rejeter sans examen. Un ressort est trop faible : vous ajoutez par-dessus un ressort supplémentaire, et vous avez la force requise. On dira : Mais cela fait deux ressorts pour un effet qu'on obtiendrait à l'aide d'un seul. Cela est vrai, mais ces deux ressorts qui se soutiennent mutuellement ne sont-ils pas par là même moins sujets à s'affaiblir, à se forcer, à se briser ? Les carrossiers ne s'en fient pas à un seul ressort pour la suspension des voitures ; ils en superposent plusieurs. Cette analogie m'a séduit ; c'est une question que je veux éclaircir par des expériences ultérieures.

Ici s'arrête ce que j'avais à dire sur les ressorts; et comme vous le voyez, c'est au ressort anglais de Salmon que j'accorde absolument la préférence. Cette préférence, je ne l'ai point appuyée sur des théories, sur des raisonnemens : on en a fait trop long-temps abus en pareille matière. J'ai pris tous les ressorts, je les ai essayés sur les malades, j'ai étudié les résultats; en dernière analyse, *j'ai voulu voir, j'ai vu.* Et notez ceci, Messieurs, c'est que l'expérience a complètement renversé mes prévisions théoriques, et qu'elle m'a forcé de regarder comme le meilleur le ressort anglais que j'avais d'abord cru le plus mauvais de tous. Dans la prochaine séance, nous étudierons de même les pelotes herniaires, et là encore nous apprendrons de l'expérience à nous méfier des théories et des raisonnemens.

NEUVIÈME LEÇON.

DES PELOTES HERNIAIRES.

Après la ceinture, la partie la plus importante du bandage herniaire est la pelote; et même on pourrait dire qu'à certains égards la pelote remplit un office plus essentiel. C'est elle en effet qui est l'agent de la pression immédiate; et selon que cette pression sera bien ou mal exercée, la hernie sera bien ou mal contenue, quelle que soit la ceinture employée. On peut, jusqu'à un certain point, recourir, pour une hernie donnée, à toutes les espèces de ceintures; en se bornant à un ressort spécial, il suffit d'en varier la longueur et la force, et les bandagistes peuvent avoir des ressorts préparés à l'avance et par douzaines, qui conviendront à toutes les hernies; au contraire, non-seulement chaque espèce de hernies, mais chaque hernie demande en quelque sorte une pelote spéciale dont il faut prendre la mesure sur chaque individu.

On peut envisager les pelotes herniaires sous le double rapport de la matière et de la forme.

Quant à la matière, on peut distinguer :

1° Les pelotes molles et sans élasticité, comme les tampons de charpie, de linge, de papier mâché; les sachets de poudres médicamenteuses, etc. Je ne les cite que pour mémoire; essentiellement alliées aux ceintures molles, elles n'offrent assez de résistance ni par elles-mêmes, ni par la ceinture qui leur sert de support, et doivent être absolument rejetées.

2° Les pelotes molles, non élastiques, mais adossées à une plaque résistante. Telles sont la plupart des pelotes employées de nos jours ; sur une plaque métallique de forme et d'étendue variable, on assujettit une pelote généralement constituée par une enveloppe de toile solide, rembourrée de bourre, de crin, de laine, etc. ; et le tout, pelote et plaque, est définitivement recouvert d'une peau chamoisée. Quand ces pelotes sont neuves, elles offrent une mollesse satisfaisante combinée avec une suffisante résistance ; et par la faculté qu'elles ont de s'affaisser dans les points où la pression est la plus forte, elles présentent l'avantage de se mouler jusqu'à un certain point sur les parties où on les applique. C'est un avantage réel, et qui fait que je les préfère dans certains cas que je signalerai en temps et lieu. Mais il s'en faut de beaucoup qu'il soit tel que la théorie le ferait espérer ; et au bout de quelque temps, surtout quand on se sert d'un ressort un peu puissant, le tassement des matières qui constituent la pelote est tel que la forme primitive a complètement disparu, que la mollesse a fait place à une dureté égale ou peu s'en faut à celle du bois ; et enfin la sueur, pénétrant les élémens de la pelote, finit par en faire un objet à la fois dégoûtant et nuisible. Si l'on veut de la solidité, ces pelotes ne valent rien, puisqu'elles sont sujettes à s'affaisser ; si on veut de l'élasticité, elles en manquent absolument ; si on veut de la mollesse, au bout d'un mois elles l'ont presque entièrement perdue ; enfin elles perdent aussi promptement la forme qu'on avait cru devoir leur donner. Conçoit-on qu'avec tous ces défauts elles soient restées jusqu'ici les plus usitées? Je le répète, je n'y ai recours que dans des cas exceptionnels ; et en thèse générale elles sont aussi mauvaises que celles dont nous avons parlé en premier lieu.

3° Les pelotes élastiques ; et elles peuvent, jusqu'à présent, se diviser en deux catégories. D'abord, on a essayé de communiquer à la pelote une élasticité indépendante de celle de la ceinture à l'aide de ressorts métalliques diversement combinés. Quelques bandagistes du dix-huitième siècle montaient la pelote sur deux plaques, entre lesquelles des ressorts courbes étaient disposés à peu près comme les ressorts elliptiques adoptés en dernier lieu pour la suspension des voitures. M. Jalade-Lafond avait imaginé de former la convexité de la pelote même avec des lames d'acier qui cédaient et revenaient dans les diverses pressions, mécanisme ingénieux, mais un peu trop compliqué. Enfin, plus récemment, on s'est servi de ressorts en spirale interposés entre les deux plaques de la pelote : cela ne paraît pas avoir d'importance réelle. En effet, la pelote étant soutenue par le ressort élastique de la ceinture, quelle nécessité d'y surajouter un second ressort intermédiaire ? J'avouerai d'ailleurs que je n'en parle ainsi que par hypothèse ; je ne sache pas qu'aucun bandagiste actuel ait conservé les pelotes à soufflet du dernier siècle ; M. Jalade-Lafond a à peu près abandonné sa pelote élastique, et les pelotes à ressorts spiraux n'ont été appliquées qu'à la hernie ombilicale, en sorte que je n'ai pas eu occasion de les essayer (1).

---

(1) Dans des leçons postérieures, M. Malgaigne a fait voir à son cours les pelotes à ressorts spiraux de M. Pernet, destinées aux hernies inguinales et crurales, et soutenues seulement par une ceinture en cuir et des sous-cuisses. Un premier essai tenté avec ces pelotes a donné des résultats très satisfaisans ; mais M. Malgaigne a cru devoir provoquer de nouvelles expériences, en

Mais il est une autre espèce de pelotes élastiques qui ont fait grand bruit dans ces derniers temps, et qui ont eu, comme plusieurs des ressorts dont nous avons parlé, les honneurs d'un rapport favorable et d'une complète approbation de l'Académie royale de médecine. Je veux parler des pelotes en caoutchouc remplies d'air de MM. Cresson et Sanson. Il faut dire, à la louange de ces honorables confrères, qu'en réclamant l'avis de l'Académie, ils avaient d'abord cherché la sanction de l'expérience. La théorie leur était toute favorable. Une pelote à air étant appliquée sur l'anneau inguinal externe, dans une hernie directe, par exemple, lorsque la hernie fera effort pour sortir, elle repoussera le centre de la pelote; mais tandis que les pelotes ordinaires reculent en masse sous cette impulsion centrale, ici le centre seul de la pelote se déprimait, et l'air, refoulé à la circonférence, y formait un bourrelet qui résistait à la hernie et l'empêchait d'aller plus loin. Ces prévisions de la théorie furent vérifiées au Bureau central et dans les hôpitaux. Les pelotes à air contenaient admirablement bien les hernies les plus difficiles ; et, en outre, leur pression était sans comparaison plus douce et plus facile à supporter que celle d'aucun autre appareil.

Aussi, comme je viens de le dire, l'Académie donna son approbation ; et qui l'aurait refusée, après les résultats fournis par l'expérience? Et toutefois, qu'il me soit permis de le dire, en admettant ces résultats, il fallait encore limiter l'emploi de ces pelotes à certaines espèces de hernies ; et par exemple, elles n'auraient jamais convenu aux hernies indirectes, dans lesquelles il faut exercer sur

---

vue surtout de s'assurer si les pelotes ainsi construites ont une solidité assez durable pour qu'on puisse s'y fier. Nous rendrons compte des résultats.

tout le canal une pression assez forte pour empêcher la hernie d'y pénétrer le moins du monde. Mais du moins, direz-vous, conviennent-elles pour les hernies directes? Hélas non, Messieurs; et l'expérience, mais une expérience mûre, long-temps suivie, menée jusqu'à son terme, a cassé la décision académique et réduit à néant les expériences hâtives qui l'avaient conseillée. Pendant huit jours, quinze jours, un mois, ces pelotes étaient admirables; mais peu à peu l'air s'échappait à travers le kyste de caoutchouc que l'on avait supposé imperméable; chez quelques sujets, au bout de deux mois; chez d'autres, après six mois; chez d'autres enfin, il fallut un an. Mais dans tous les cas, les pelotes se vidaient, les hernies s'échappaient; et nous voyions revenir les hernieux désenchantés de ces bandages qui d'abord avaient été si efficaces. On essaya de souder le caoutchouc d'une manière plus solide, rien n'y fit, ce n'étaient pas les soudures qui manquaient; c'était le caoutchouc même qui laissait échapper l'air par tous ses pores. Et après avoir reçu des éloges de toutes parts, la société Cresson et Sanson fut obligée de se dissoudre. M. Cresson qui a continué à s'occuper des hernies avec succès, et dont j'aurai à vous rappeler le nom plus d'une fois, a lui-même renoncé aux pelotes à air fixe dont il était l'inventeur; il fait seulement des pelotes à air mobile, que l'on peut vider et remplir à volonté à l'aide d'une petite pompe qui s'adapte à la pelote; appareil qui revient assez cher, et qui ne donne pas encore une complète sécurité.

Et, toutefois, ce moyen doit-il être entièrement rejeté? Ce n'est pas là mon avis. Il est des sujets qui ont l'épine pubienne tellement saillante, qu'elle semble vouloir percer la peau; supposez-les atteints d'une hernie inguinale directe; toute pelote un peu dure, qui pressera sur cette épine, ne pourra pas être supportée trois jours. Quand je mettrai sous vos yeux les détails de mes expériences comparatives, je vous citerai un cas de ce genre : un individu dont la hernie, assez difficile, fut cependant contenue par plusieurs bandagistes, mais qui ne pouvait supporter aucune pelote à cause de la pression sur l'épine du pubis. La pelote à air, de M. Cresson, fut pour lui un véritable bienfait, et réellement elle remplit alors une indication qui trouve tous les autres moyens impuissans et inutiles.

4° Enfin, les pelotes dures, c'est-à-dire qui ne cèdent pas à la double pression exercée par le ressort et par la hernie, et qui gardent toujours la forme primitive qu'on leur a donnée. On peut en distinguer de quatre espèces, savoir :

Les pelotes en bois, dont je vous ai montré des échantillons qui peuvent bien remonter jusqu'au seizième siècle. On en a fait en buis ; mais le buis est trop lourd, et on préfère aujourd'hui le hêtre. Tout récemment, les pelotes en bois, dont personne ne se servait plus, ont retrouvé en Amérique une faveur toute nouvelle, qui s'est même étendue beaucoup plus loin. En voici l'origine : Un bucheron qui portait un bandage ordinaire, en fendant du bois, sentit couler sa hernie ; il eut beau la remettre, le bandage ne la contenait plus, lorsqu'il imagina de placer sous la pelote un éclat de bois grossièrement arrondi, et à l'instant la hernie se trouva bien contenue. J'espère vous donner une explication très naturelle de ce fait, quand j'en viendrai à la forme des pelotes ; mais notre Américain en conclut que sa hernie avait été contenue par le morceau de bois. L'idée parut bonne à être mise en spéculation. Staguer fit des pelotes en bois ; le docteur Hood les modifia ; d'autres encore s'en mêlèrent. On annonça qu'elles produisaient des cures radicales ; et un journal de médecine, justement estimé, publia un rapport fort bien fait d'ailleurs d'une société savante, à l'avantage des pelotes nouvelles. L'ancien monde ne devait pas en être longtemps privé. Un certain Carpenter nous apporta de ces pelotes dont je vous montre ici des modèles ; il prit un brevet d'importation, et s'étant associé avec un docteur français, M. Hérisson, tous deux remplirent la quatrième page des grands journaux des fastueuses propriétés de la pelote américaine. Elle guérissait toutes les hernies ; ce qui, pour le dire en passant, tendait à démontrer que MM. Carpenter et Hérisson ne savaient pas ce que c'était que des hernies. J'ai eu ces deux pelotes de malades qui les avaient payées fort cher, et à qui elles avaient écorché la peau ; là s'était bornée leur efficacité curative. Il y a même toute apparence que les annonces n'ont pas porté tout le fruit qu'on aurait pu en espérer ; car il y a fort longtemps déjà que les journaux ont cessé de nous en entretenir.

Ces pelotes étaient détestables et par leur forme et par leur mode d'application ; quant à la matière, elle offre une dureté dont la peau ne s'accommode pas toujours. Je ne vois aucun avantage à appliquer le bois à nu sur la peau nue, et les inconvéniens sont manifestes. La conséquence est aisée à tirer.

Les pelotes en ivoire ont été proposées dans le dernier siècle ; elles sont plus lourdes, plus chères et au moins aussi dures que les pelotes en bois, sans un seul avantage à mettre à côté de ces inconvéniens.

Les pelotes en bois garnies de laine et recouvertes de peau chamoisée semblent avoir eu pour but d'échapper à ces reproches. Je ne sache guère que M. Wickam qui les emploie à Paris d'une manière à peu près générale ; mais j'ai essayé un assez grand nombre de ses bandages et de ses pelotes pour me prononcer en toute sécurité. En voici une que je vous présente : sous la peau chamoisée vous voyez une couche de laine d'un centimètre environ d'épaisseur, et au-dessous le noyau en bois. A l'extérieur la pelote accuse le noyau ligneux par un piqué qui cerne sa circonférence ; au dehors de ce piqué est un rebord constitué uniquement par la peau chamoisée et la laine, et qui empêche que la peau du malade soit offensée par le rebord de la pelote de bois. La pelote garde exactement la forme de son noyau central ; et cependant elle exerce une pression assez molle ; peut-être avec le temps perd-elle un peu trop de cette mollesse primitive ; mais c'est là tout ce que j'ai trouvé à lui objecter.

M. Wickam avait aussi apporté en France des pelotes à plaques métalliques bombées, dont je vous ai montré des échantillons tirés des collections de la Faculté. Comme aux pelotes en bois, on leur donnait l'étendue, la forme, la convexité convenables, et on les garnissait de même. Elles ont donc les mêmes avantages ; mais elles sont plus lourdes, moins faciles peut-être à préparer à l'instant suivant la forme exigée par telle ou telle hernie, et je préfère les pelotes en bois.

Cependant l'inconvénient réel qui résulte du durcissement de ces dernières m'avait fait songer à les remplacer. Je voulais, avant tout, une matière qui gardât sa forme ; car la forme est un élément capital, comme vous le verrez, de l'efficacité des pelotes ; il fallait ensuite qu'elle fût moins dure que le bois, et qu'elle eût donc une certaine souplesse unie à une solide résistance.

Le caoutchouc en masse compacte m'a semblé réunir toutes les conditions ; M. Cresson, qui le manie fort habilement, m'en a fabriqué des pelotes de toutes les dimensions et de toutes les formes, et ce sont celles que je prescris le plus volontiers. Il restait à savoir si, par l'effet du temps, elles ne s'affaisseraient pas ou ne perdraient pas leur forme ; en voici une qui a été portée un an, et qui n'est nullement déformée. Du reste, d'après ce que j'ai dit précédemment, vous voyez que je suis loin de leur accorder une préférence exclusive. Pour les localités qui ne pourraient s'en procurer, les pelotes en bois garnies remplissent presque aussi bien les mêmes indications, et souvent je les emploie moi-même; ensuite il y a des cas où j'ai recours aux pelotes à air, et enfin aux pelotes rembourrées montées sur une plaque métallique. Dans la prochaine séance, nous signalerons ces indications spéciales, en parlant des formes que les pelotes doivent avoir dan les diverses espèces de hernies inguinales.

DIXIÈME LEÇON.

DE LA FORME DES PELOTES HERNIAIRES.

Il nous reste, pour achever l'histoire des pelotes, à étudier les différentes formes qu'on leur a données. Il ne s'agira d'ailleurs ici que de la portion de la pelote qui est en contact avec la peau, tout le reste se rattachant à l'histoire du mode d'union de la pelote avec la ceinture.

On peut ramener toutes les variétés de pelotes, considérées sous le rapport de la forme, à certaines catégories entre lesquelles il n'est pas facile, *à priori*, de faire un choix.

Il y a d'abord les *petites pelotes* et les *pelotes très larges*.

Puis les *pelotes plates* et les *pelotes bombées*.

Les *pelotes circulaires*, *demi-circulaires*, *elliptiques*, et *triangulaires* ou à *bec de corbin*.

Enfin, parmi les pelotes bombées, celles qui sont à convexité régulière et uniforme; celles qui présentent une convexité ovoïde ou plus forte d'un côté que de l'autre; puis les pelotes paraboliques, telles que celles de Stagner, imitées par Carpenter; et enfin les pelotes à saillies coniques, digitales, en champignon, etc.

Un première question se présente : quelles sont celles qui valent le mieux, des petites pelotes ou des pelotes très larges?

Vous allez voir, Messieurs, que cette question, aussi bien que celles qui suivront et qui se rattacheront à la forme des pelotes, nous mène droit à des discussions de pratique de la plus haute importance, et fécondes en applications. Et d'abord il faut bien distinguer les cas, et ne pas confondre les hernies directes, par exemple, avec les hernies indirectes.

Supposez une hernie indirecte parcourant tout le canal inguinal sans l'avoir trop dilaté, et descendant à l'aine ou dans le scrotum. Si, selon la routine ancienne, vous tenez à ce que le centre de la pelote appuie sur l'anneau inguinal externe, il vous faudra une pelote très large pour couvrir en même temps le canal ; mais nous n'avons plus, je pense, à discuter encore cette manière d'agir. C'est sur le canal entier qu'il faut agir, et spécialement vers l'orifice abdominal ; et si nous recherchons quel est, avec la main, le meilleur moyen de fermer ce canal et cet orifice, nous trouvons que la pulpe du pouce, appuyée sur toute la longueur du canal, remplit cet office à merveille. Il n'y a aucun doute qu'une pelote qui imiterait l'action du pouce serait bien préférable à toutes les autres ; et cela semble juger la question en faveur des petites pelotes. Toutefois, dans l'application, il se rencontre des difficultés à vaincre. Le pouce est un instrument sensible, qui, aidé encore par les yeux, appuie exactement sur le point à comprimer, et ne se dérange en aucune manière ; qui emprunte aux muscles une force également intelligente, variant à volonté, et cependant toujours suffisante. Obligés de remplacer cette pression volontaire par la force brute du ressort, il faut que nous donnions à celui-ci une puissance capable de résister aux plus grands efforts du malade ; et cette puissance agit perpétuellement, lors même que les muscles abdominaux sont dans une inertie presque complète. Je dirai tout à l'heure le grave inconvénient qui en résulte dans certaines circonstances. Notons seulement qu'une pelote d'une aussi étroite largeur que la pulpe du pouce, ne pourrait se déranger de quelques lignes sans laisser le canal entr'ouvert ; et vous conclurez de là que, tout en rejetant les pelotes démesurément larges, il faut cependant leur donner une étendue un peu plus grande que celle que la théorie seule aurait jugée nécessaire.

Toutefois, si vous ajoutez à la pelote moitié en sus de la longueur du canal et moitié en sus de la largeur du pouce, cela suffira pour éloigner toute crainte ; et chez les sujets jeunes et robustes, la hernie étant dans les conditions indiquées, je ne donne pas à mes pelotes plus d'étendue. Cela préjuge, pour les mêmes cas, la question des pelotes plates ou bombées ; avec aussi peu de surface, la pelote déprimera toujours les chairs, comme le ferait une pelote plus large et très proéminente ; mais, d'ailleurs, je veux que sa surface soit assez convexe, et voici pourquoi. Pour tenir la paroi antérieure du canal appliquée contre la postérieure, nous sommes obligés de déprimer assez profondément cette paroi antérieure formée par l'aponévrose résistante du grand oblique ; avec une surface plane, les contractions du muscle, en tendant l'aponévrose, soulèveraient facilement la pelote et laisseraient le canal entr'ouvert. Avec une convexité très saillante, les fibres aponévrotiques déprimées vis à vis le canal ne répondent qu'à un très petit nombre de fibres musculaires impuissantes dès lors pour soulever la pelote, et les parois du canal demeurent en contact. Ceci est une explication, mais une explication *à posteriori* ; et la préférence que je donne aux pelotes petites et bombées est fondée sur de nombreuses expériences. C'est ainsi que j'ai obtenu déjà nombre de cures radicales.

Mais vous avez affaire à une hernie indirecte qui a dilaté le canal ; quand le sujet tousse, si vous placez le doigt sur l'anneau externe, la hernie soulève la paroi antérieure et fait saillie comme un œuf de poule; ou bien même les deux parois sont également distendues, et l'on ne saurait appuyer le pouce sur le canal sans le déprimer profondément vers l'abdomen. Alors on chercherait vainement à procurer la cure radicale ; et les pelotes petites et fortement bombées auraient l'inconvénient d'érailler encore les aponévroses plus qu'elles ne le sont déjà. Il faut leur donner plus de largeur, afin qu'elles prennent un point d'appui sur les portions aponévrotiques voisines qui ont gardé leur force et leur résistance ; et comme on est bien obligé de leur conserver assez de proéminence pour qu'elles s'appliquent cependant sur le trajet déprimé de la hernie, il faut prendre garde que cette saillie soit fort légère en dehors, où, comme on sait, *le fascia transversalis* est très mince et très faible, et on les renflera principalement en dedans, vis à vis l'anneau externe qui répond à une portion du fascia plus épaisse et plus solide. Je leur donne alors une largeur au moins double de celle du pouce, et une saillie ovoïde qui va en mourant du côté de l'anneau abdominal.

Autre circonstance : la hernie parcourt le canal sans l'avoir dilaté; mais elle a lieu chez un vieillard ; les tissus sont affaiblis d'abord par l'âge, et de plus par l'obésité. Comme j'avais vu des hernies disparaître, même chez des sujets de près de 70 ans, j'avais pensé, dans l'origine, que l'on devait tenter même à cet âge la cure radicale, et j'employais en conséquence les mêmes pelotes petites et bombées qui me réussissaient si bien chez les jeunes sujets. L'expérience m'a détrompé ; ces pelotes commencent par déprimer et écarter le tissu adipeux sous-cutané, mais ensuite elles agissent trop fortement sur l'aponévrose affaiblie ; elles la distendent, l'éraillent même, et au lieu du succès que je me promettais, je trouvais au bout de quelques mois l'anneau plus large, le canal plus faible, et la hernie plus forte qu'auparavant. Il faut, en cas pareil, des pelotes très larges ayant au moins trois travers de doigt en largeur et quatre en longueur, avec une convexité très légère et partout uniforme. Ne vous avancez jamais alors jusqu'à promettre la cure radicale ; assez souvent la hernie disparaîtra encore, mais pour reparaître le plus souvent si le sujet ôte son bandage ; et dans tous les cas il est prudent de le lui faire porter toujours.

Il va sans dire que toutes les fois que le canal a gardé sa longueur, il faut que la pelote s'y accommode, et qu'elle soit ainsi plus étendue dans un sens que dans l'autre ; en un mot à peu près elliptique.

Mais voici que vous avez à faire à une hernie devenue presque directe, ou même directe absolument. Alors la pression exercée avec le pouce sur le canal ne retient plus la hernie ; le moyen le plus simple alors est de refouler la peau dans l'anneau inguinal à l'aide d'un doigt, ou de deux, ou de trois, selon la largeur de l'ouverture. En appliquant ici dans sa rigueur le principe de M. Mayor, il faudrait que la pelote offrît une saillie digitiforme pour refouler la peau à la manière du doigt ; et cette idée paraît au premier abord aussi heureuse que nouvelle. Mais, comme j'ai déjà eu plus d'une fois occasion de le dire, les vues théoriques les plus séduisantes viennent souvent échouer à l'application ; j'ai essayé cette forme de pelote pour une hernie directe qui offrait d'énormes difficultés : le bandage appliqué, la hernie était bien contenue, mais à la condition que le sujet demeurât immobile ; au moindre mouvement le prolongement digital heurtait contre les bords de l'anneau ou même étant repoussé au dehors, et la hernie s'échappait.

Peut-être y aurait-il moyen de parer à cet inconvénient, et je n'ai pas encore renoncé a mettre mon idée à exécution avec les modifications nécessaires (1). Mais il y a une autre objection. Le doigt pénétrant dans l'anneau, n'a pas besoin d'occuper tout le calibre de cet anneau, parce que la peau qu'il soulève forme un cône dont la base achève de boucher l'ouverture. Voilà qui est bien pour une contention de quelques minutes : mais s'il s'agit d'un appareil à porter des mois et des années entières ; vous comprenez que cette disposition conique de la peau refoulée devient un agent de dilatation permanente pour l'anneau. Ainsi nous contiendrons bien, sans doute, mais en agrandissant l'anneau, et avec ce danger de rendre la hernie plus difficile à contenir un jour. Aussi, Messieurs, ces pelotes à saillies digitales ne doivent-elles être considérées que comme un moyen extrême, quand tous les autres appareils ont échoué ou n'ont pu être supportés, quand il ne s'agit pas pour le sujet de l'avenir, mais du présent; dans ce cas, peu importe l'agrandissement éventuel de l'anneau, auquel après tout on pourvoira en augmentant le calibre de la saillie digitiforme.

---

(1) Quelques jours après cette leçon, M. Malgaigne saisit l'occasion d'appliquer une pelote digitiforme ou en champignon ; et il suffit, pour la rendre efficace et facile à supporter, de rendre le champignon tout-à-fait indépendant du ressort et de la pelote. Le professeur en a fait l'objet d'une communication à l'Académie de médecine ; et comme cette communication sert de complément nécessaire à ses leçons sur les hernies inguinales, nous la reproduirons un peu plus loin telle qu'elle a été rapportée par les journaux de médecine.

Mais je viens de dire qu'il ne fallait y recourir qu'après avoir tenté les autres moyens. Quelle sera donc alors la forme de la pelote? J'ai essayé les pelotes circulaires, demi-circulaires, elliptiques, et j'ai dû y renoncer. Dans l'histoire de Lallemant que je vous citerai tout-à-l'heure, tous les bandages échouèrent avec les pelotes de ces diverses formes ; la hernie ne fut contenue qu'à l'aide d'une pelote *à bec de corbin,* c'est-à-dire d'une pelote triangulaire, dont l'angle inférieur plus aigu que les autres s'appuie sur presque toute la hauteur du pubis. Ce fait bien remarquable m'a d'autant plus frappé que, dès le dix-septième siècle, on trouve les pelotes à bec de corbin en usage, imaginées par un empirisme pur, et que ne saisissant pas bien la raison de cette conformation, j'étais tenté de la regarder comme déraisonnable et inutile. Salmon en avait jugé ainsi, et M. Wickam n'emploie pas ces sortes de pelotes, non plus que plusieurs de ses imitateurs. Mais quand je vis, à égalité de ressort, Wickam échouer avec ses pelotes rondes ou elliptiques, et Burat réussir avec la pelote à bec de corbin, il fallut bien me rendre et reconnaître encore une fois l'inanité des théories. D'où vient cependant l'efficacité de ces pelotes? Je suppose que quand la hernie fait effort à travers l'anneau, elle repousse la pelote en totalité quand celle-ci est ronde ou elliptique, et file alors dans le scrotum ; tandis que la pelote à bec de corbin, appuyant très bas sur le pubis, n'est repoussée que dans sa partie supérieure, l'inférieure restant toujours collée contre l'os et fermant le passage à la hernie. Cela vous ne paraîtra peut-être pas satisfaisant; tâchez alors de trouver une explication meilleure. Pour ce qui me regarde, sans dédaigner les explications, je me contente volontiers des faits ; or, je le répète, vous ne parviendrez à contenir les hernies difficiles qu'avec la pelote à bec de corbin ; et, par sa conformation même, celle-ci doit présenter une surface très étendue.

De la façon dont nous avons procédé, il résulte que nous avons vidé les questions qui se rattachent à la grandeur des pelotes, à leur saillie considérée d'une manière générale, et enfin à leur conformation ; je ne pense pas qu'il soit nécessaire de discuter la valeur des pelotes circulaires ou demi-circulaires ; les premières ne conviendraient manifestement que dans les cas de hernies directes, et je viens de dire que les pelotes à bec de corbin leur sont bien supérieures ; les autres ont été probablement inventées par quelque imagination oisive qui aura agi sans raisonner ; car je ne saurais me rendre compte des motifs qui auraient dicté une pareille forme.

Mais il reste à rechercher quelle est la convexité préférable, jusqu'où il faut qu'elle soit portée, et dans quel sens elle doit proéminer le plus. J'ai signalé une indication d'une convexité uniforme, et une indication toute différente où la pelote doit être ovoïde, le côté le plus saillant appuyé sur l'anneau externe. La plupart des pelotes employées par M. Wickam sont taillées sur ce patron, et il les applique à peu près indistinctement pour tous les cas de hernies inguinales. Cela est manifestement peu rationnel ; car si l'aponévrose du grand oblique est très résistante, la grande saillie de la pelote suffira bien à fermer l'anneau externe et à empêcher la hernie de sortir au-dehors, mais ne l'empêchera pas de soulever la paroi externe du canal, ainsi que je m'en suis assuré. Les pelotes de Carpenter offrent une saillie parabolique bien plus proéminente et qui tend à pénétrer dans l'anneau à la manière d'un coin ; il n'y a aucun doute qu'elles ne doivent ainsi obturer cet orifice ; mais d'une part elles laissent le canal entr'ouvert comme les pelotes de Wickam, et de l'autre elles exposent à un éraillement et à un élargissement de l'anneau externe. Les sociétés savantes d'Amérique, qui ont institué des expériences avec ces pelotes, n'ont pas suffisamment prolongé ces expériences, et n'ont pas assez varié les cas, selon la forme des hernies, l'âge des malades et l'état des aponévroses.

En examinant avec soin la forme du canal et l'effet des pelotes, j'ai été conduit à appliquer trois espèces de saillies que voici :

1° Pelote elliptique, convexité uniforme de haut en bas et d'un côté à l'autre. De cette manière la pression s'exerce à peu près uniformément sur toute l'étendue du canal ; toutefois la pelote ayant un peu plus de saillie à son centre, c'est la partie moyenne du canal qui est le plus comprimée.

2° Pelote ovoïde ; mais la plus forte saillie doit répondre à l'anneau abdominal, ce qui est l'inverse des pelotes de Wickam.

3° La pelote ovoïde comme la précédente, mais de plus la saillie transversale de la pelote est plus rapprochée du bord inférieur que du supérieur.

La première variété avait pour but de comprimer à peu près également tout le canal ; j'en fais encore usage pour les sujets jeunes, dont les aponévroses ne sont pas bien fortes, et dont les efforts musculaires sont modérés.

La seconde devait agir spécialement sur l'anneau interne ou abdominal, et fermer à la hernie la première porte qu'elle ait à franchir pour sortir du ventre. Quand les aponévroses sont très résistantes et les efforts musculaires considérables, c'est à cette pelote que j'ai recours, la précédente se laissant alors quelquefois soulever par la hernie à son extrémité externe ; mais si les aponévroses paraissent faibles, je craindrais que la pelote ovoïde ne finît par les distendre et les érailler.

Enfin j'ai rencontré quelques sujets d'une musculature tellement développée que, dans un effort violent, la contraction de l'oblique interne et du trapèze écarte notablement les deux parois du canal, soulève la pelote en masse avec la paroi antérieure, et ouvre le passage à la hernie. C'est pour ceux-là que j'ai songé à reporter vers le bord inférieur la saillie transversale de la pelote, de façon à appuyer presque uniquement sur le canal au-dessus du ligament de Poupart, au-dessous des deux muscles hostiles, et de telle sorte que ceux-ci en se contractant ne repoussent en dehors que le bord supérieur de la pelote qui est évidé, et ne dérangent point la saillie du bord inférieur. Mais il faut bien se souvenir que ces dernières pelotes sont plus tranchantes, si l'on peut ainsi dire, que toutes les autres, et amèneraient plus vite des éraillemens si on les employait dans les cas ordinaires. C'est une ressource exceptionnelle bonne pour des cas exceptionnels.

Je n'ai entendu parler ici que des hernies inguinales dont le canal est bien conservé ; lorsque déjà il y a de l'éraillement, j'ai dit quelle forme de pelotes était préférable. Dans les hernies directes, lorsqu'on emploie la pelote à bec de corbin, il est bien important d'en tailler d'abord un patron sur le malade même, afin que le bord externe du triangle soit bien parallèle au pli oblique de l'aine et n'aille pas appuyer sur les muscles de la cuisse. Ces pelotes ont besoin d'être bien rembourrées, et il faut que la saillie soit plus forte le long du bord supérieur, afin que quand le reste de la pelote est appliqué contre le pubis, ce bord supérieur fasse encore sentir sa pression à la paroi abdominale. Toutefois il ne faut pas qu'il y ait de démarcation tranchée entre cette saillie et le reste de la pelote ; la convexité doit aller en mourant vers l'angle inférieur.

Si l'épine pubienne, très saillante, ne supportait pas la pression d'une plote rembourrée, ce serait le cas d'employer la pelote à air, mais en lui donnant encore la forme triangulaire.

Avec ces formes de pelotes, vous pouvez maîtriser la plupart des hernies inguinales, même des plus difficiles. Vous pouvez juger, du reste, combien le choix d'une pelote est important, non pas seulement d'après l'espèce et l'état de la hernie, mais d'après l'âge et l'état du malade, et même d'après l'origine de son affection. Dans les hernies héréditaires, par exemple, il faut se méfier de la résistance des aponévroses, et avoir recours aux moyens les plus doux. D'ailleurs chaque sujet, et sur le même sujet chaque hernie, exigent une pelote spéciale comme un ressort spécial ; et c'est dans le choix du ressort et de la pelote que se montre la supériorité du chirurgien.

ONZIÈME LEÇON.

DU MODE D'UNION DU RESSORT ET DE LA PELOTE.

Nous avons maintenant à parler du mode d'union du ressort et de la pelote. Sous ce titre, qui peut vous paraîtres presque frivole, viennent se rattacher quatre questions capitales pour la fabrication et l'application des bandages ; questions qui divisent encore aujourd'hui, non-seulement les bandagistes, mais les chirurgiens.

1° A quel point de la pelote doit aboutir le ressort ?

2° La pelote doit-elle être fixe ou mobile ; et quels sont les moyens de la fixer ?

3° Quelle doit être l'inclinaison de la pelote fixée sur le ressort ?

4° Et, dans tous les cas, à quelle distance faut-il tenir le ressort et la pelote ?

1° *A quel point de la pelote doit aboutir le ressort ?*

Vous seriez en droit de vous étonner qu'une pareille question pût être posée ; comme, en effet, c'est à l'extrémité antérieure du ressort que s'exerce la pression la plus forte, il paraît tout simple d'appuyer cette extrémité sur le point de la pelote qui doit transmettre cette pression. Ainsi, pour une pelote circulaire et à convexité, uniforme, l'extrémité du ressort devrait aboutir au centre de la pelote ; pour une pelote triangulaire, également au point le plus central ; pour une pelote elliptique, si la saillie est uniforme et partout égale, à une égale distance des deux extrémités ; si, au contraire, la saillie va en croissant vers l'une de ces extrémités, comme l'adoption de cette forme n'a pu être dictée que par le désir d'avoir une pression plus forte dans la portion la plus saillante, le ressort doit appuyer plus spécialement sur cette portion, et s'écarter alors du centre de figure de la pelote. Un mathématicien trouverait ici une belle occasion de disserter sur chaque sorte de courbure de la convexité des pelotes, et de montrer par de savans calculs à quel point précis, pour une forme donnée, devrait répondre le bout du ressort ; mais je n'aime pas à embarrasser la pratique de ces formules géométriques ou algébriques, qui ne sont pas toujours une garantie d'exactitude, et dont le premier inconvénient est de rester inintelligibles pour la majorité des lecteurs.

Voici comment vous apprendrez à saisir l'endroit précis où appuiera votre ressort : ayez une pelote de la forme que vous croirez nécessaire ; appliquez-la sur le malade, et cherchez à la maintenir du bout du doigt. Tant que le doigt ne s'appliquera pas sur le point demandé, la pression se fera mal et la pelote ne remplira pas son objet ; et vous serez conduits naturellement et comme d'instinct à chercher un lieu de pression plus favorable. Quand vous l'aurez trouvé, arrêtez-vous : c'est là qu'il faudra fixer votre ressort. D'ailleurs vous n'aurez pas fait cinq ou six fois cette épreuve, que vous serez assez exercé pour prévoir à peu près à coup sûr le point de la pelote sur lequel le ressort sera le plus favorablement placé ; et vous comprenez qu'il n'est pas besoin ici d'une précision rigoureuse et mathématique.

Ce précepte est d'une importance capitale pour le succès d'un bandage, et j'ai fait plus d'une fois l'expérience suivante : La pelote étant bien choisie, le ressort suffisamment fort, si le lieu d'union est bien déterminé, la hernie est parfaitement contenue ; si vous portez le ressort un peu plus en dedans, en dehors, en haut ou en bas, la hernie s'échappe. Il suffit d'ailleurs des détails que je viens de donner pour que vous compreniez qu'il en doit être ainsi.

Or, vous ne serez pas peu étonnés quand j'aurai ajouté que, jusqu'à la réforme opérée par Salmon, tous les bandages inguinaux ont péché contre cette règle, et que beaucoup de bandagistes semblent encore en ignorer l'importance. Dans les bandages français ordinaires, tantôt le ressort est rivé le long du bord supérieur de la pelote, et le bandage de Camper même est taillé sur ce modèle, tantôt on fixe l'extrémité du ressort à l'angle supérieur et externe de la pelote, ce qui est plus détestable encore ; ou bien le ressort est coudé de manière à atteindre à peu près le centre de la pelote ; mais ce coude lui ôte une grande partie de sa force, et c'est toujours la partie supérieure de la pelote qui reçoit la plus forte pression.

Que résulte-t-il de là ? Le centre de la pelote étant appliqué sur le lieu où la hernie fait effort, l'intestin, qui cherche à s'échapper, trouvant moins de résistance à la partie inférieure de la pelote qu'à la partie supérieure, la soulève par en bas et s'échappe avec la plus grande facilité. C'est le défaut commun à tous les bandages anciens, de Camper ou d'autres, et vous ne sauriez croire combien les bandagistes se sont mis en frais d'imagination pour parer à ce défaut capital.

D'abord ils ont ajouté à leurs appareils des sous-cuisses assez serrés pour donner à la partie inférieure de la pelote la résistance que le ressort ne pouvait lui communiquer.

Cela réussit, en effet, dans les cas peu difficiles ; mais la striction qu'il faut alors donner aux sous-cuisses entraîne des inconvéniens sur lesquels je reviendrai plus tard.

Ils ont ensuite imaginé d'incliner la pelote de telle sorte que son bord inférieur était porté beaucoup plus en arrière que le supérieur ; en d'autres termes, que la pelote était oblique de haut en bas et d'avant en arrière ; c'est ce qu'ils appellent *faire pincer la pelote*.

Cela est surtout indispensable chez les sujets à ventre saillant, dont la région inguinale présente une obliquité du même genre ; et afin que le premier bandage venu pût servir à toute application, les fabricans de ressorts ont laissé à dessein la portion du ressort la plus voisine de la pelote, ce qu'ils appellent *le collet*, un peu plus mou que le reste du ressort qui l'est déjà trop, afin de pouvoir lui imprimer le degré de torsion nécessaire pour *faire pincer* la pelote à volonté, c'est-à-dire pour l'incliner selon le besoin. Prenez au hasard un des bandages que l'on applique au Bureau central, vous lui ferez exécuter sans beaucoup d'effort ce mouvement de torsion ; et il est de fait, comme il était d'ailleurs aisé de le prévoir, que cette torsion suffit pour donner au bandage, dans certains cas, l'efficacité qu'il n'avait pas auparavant. Mais ai-je besoin d'indiquer le vice d'un pareil système? Cette torsion du ressort se maintient quelques heures, quelques jours, si vous le voulez ; cela suffit sans doute pour l'industriel qui a vendu sa marchandise et touché son argent. Mais que deviendra le malade quand l'impulsion de la hernie aura redressé la pelote, incapable dès lors de la contenir ?

Ce péril bien reconnu a enfanté d'autres moyens. L'un des plus généralement adoptés consiste à réunir le ressort à la pelote au moyen d'une noix, d'un treuil ou de tout autre mécanisme qui permette à la pelote de recevoir le degré voulu d'inclinaison dans lequel elle est fixée par un ressort arrêté dans les dents de la noix ou du treuil. Tels sont les bandages *à cric* que l'on vend encore dans le commerce ; tel était le bandage pour lequel M. Absil avait pris un brevet d'invention en variant la forme de la noix ; je vous en ai montré d'ailleurs plusieurs variétés empruntées aux collections de la Faculté. Ces appareils sont tous mauvais ; d'abord ils sont plus compliqués et plus exposés à la rupture que les bandages ordinaires ; ensuite le ressort destiné à maintenir l'inclinaison de la pelote ne peut jamais offrir une grande résistance. Si la hernie est facile, il suffit sans doute ; mais le premier bandage simple en ferait autant ; si elle est difficile , il recule sur son treuil , et dès lors la pelote ne fait plus aucune résistance. En voici un de M. Absil , fabriqué pour contenir une hernie directe et volumineuse et, en conséquence , avec plus de soins que la plupart ; vous voyez quelle faible pression il me faut employer pour faire reculer la pelote et son ressort.

Dégoûtés de ce moyen, d'autres bandagistes ont essayé les pelotes à soufflet dont je vous ai présenté des échantillons. Ces pelotes sont composées de deux plaques de tôle écartées l'une de l'autre : la plaque externe est soudée au ressort de la ceinture; la plaque interne est maintenue plus écartée de la première par en bas que par en haut, à l'aide d'un ressort intermédiaire qui la fait *pincer*. Cela est fort ingénieux ; mais le point d'appui de la plaque interne est toujours la plaque extérieure qui, n'étant soutenue que par en haut, est facilement soulevée en bas par la hernie dans un effort un peu violent.

D'autres ont employé les deux plaques , mais en les rivant ensemble par le haut et les maintenant dans un écartement fixe par en bas, ce qui avait toujours pour but et pour résultat de faire *pincer* la plaque interne. Ces pelotes valaient autant que les précédentes, mais elles ne valaient pas mieux, et elles sont toutes tombées en oubli.

On a également essayé de ce système des deux plaques en les laissant mobiles l'une sur l'autre, mais en les réunissant par en bas à l'aide d'une vis qui les écartait et les rapprochait à volonté. Il y a un bandage de ce genre dans les collections de la Faculté ; je l'ai fait passer sous vos yeux.

Enfin, en poursuivant toujours ce but qui les fuyait toujours, trois bandagistes contemporains ont essayé d'un autre système. Ils ont bien vu qu'en tordant le collet du ressort pour faire pincer la pelote, ce collet était trop faible pour résister long-temps aux chocs réitérés de la hernie ; et ils ont songé à donner à ce collet, dans la fabrication même, le degré de torsion et la force qu'il lui fallait. En première ligne je mettrai M. Jalade Lafond, qui a adapté cette modification, avec plusieurs autres, au ressort de Camper ; vient ensuite le bandagiste Scatti qui a fait la même chose pour le ressort français, en construisant le ressort et la plaque d'une seule pièce ; et enfin M. Fournier de Lempdes, qui a laissé la pelote indépendante du ressort, en allongeant toutefois celui-ci de façon à lui faire figurer à peu près la plaque externe des bandages à soufflet, et en y réunissant la pelote à l'aide d'une vis et d'un écrou excessivement solides.

Ces trois bandages valent mieux assurément que ceux dont nous avons parlé d'abord, attendu que la pelote a un degré d'inclinaison déterminé que maintient le collet du ressort, épaissi jusqu'à figurer une barre de fer. Mais il en résulte deux inconvéniens. Le bandage est très lourd d'abord : c'est le moindre des deux ; mais ce qui est plus grave, c'est que la force de pression, pour être assez grande à la partie inférieure de la pelote, est excessive à la partie supérieure, sur laquelle le ressort appuie directement ; et le bandage de M. Fournier, qui est le plus fort des trois, est aussi celui qui offre cet inconvénient au plus haut degré. Pour contenir les hernies difficiles, il lui faut une pression beaucoup plus considérable qu'au bandage anglais par exemple, et ce bandage de M. Fournier, que je vous présente, m'a été laissé par un Polonais auquel il avait excorié la peau à plusieurs reprises ; bien plus, auquel il avait déprimé et éraillé les parois du canal de manière à rendre très laborieuse la contention de la hernie qu'il avait mise dans cette fâcheuse position. M. Jalade-Lafond ne va pas si loin, mais ses bandages sont toujours très pénibles à porter quand la hernie est un peu difficile, et de plus ils sont sujets à la laisser échapper.

Voyez, Messieurs, que d'efforts perdus pour avoir méconnu la cause réelle de la difficulté ; que de modifications plus fâcheuses les unes que les autres, pour conserver aux bandages un vice de construction originel ! Faites arriver le ressort au centre de la pelote, ou plus exactement à l'endroit où doit s'exercer la plus grande pression, la difficulté tombe ; tant d'appareils inventés pour la surmonter sont rendus inutiles, et les hernies sont mieux contenues avec moins de frais et de dangers. Je le répète, c'est Salmon qui le premier a eu cette idée si simple et si heureuse, et il est juste de lui en rapporter l'honneur.

2° *La pelote doit-elle être fixe ou mobile, et quels sont les moyens de la fixer ?*

C'est également à Salmon que nous devons les pelotes mobiles, c'est-à-dire qui jouent sur le ressort de manière à s'incliner en haut, en bas, en avant, en arrière, d'un côté et de l'autre, selon les mouvemens du ventre. On obtient ceci par deux mécanismes différens. Le bout du ressort anglais, percé de deux ou trois trous, est insinué dans une petite mortaise de cuivre sur laquelle il est fixé par une vis ; cette mortaise se coude brusquement à angle droit du côté de la pelote, et donne naissance à une petite tige qui tantôt se termine en boule et est reçue dans une genouillère fixée à la pelote ; d'autrefois s'aplatit, est percée d'un trou, s'engage dans une cavité creusée sur le dos de la pelote, et est retenue là par une petite clavette qui traverse à la fois toute la longueur de la pelote et le trou de la tige métallique.

Peu d'innovations ont été aussi mal accueillies en France que celles-ci ; les chirurgiens et les bandagistes à la fois dirigeaient contre elle toutes les armes de la théorie ; les pelotes fixes n'étaient-elles pas assez sujettes à se déranger sans y ajouter cette mobilité malencontreuse ? Un mouvement du ventre allait faire glisser la pelote, et l'anneau resterait entr'ouvert, etc., etc. Mais les malades se trouvaient bien de ces pelotes, en dépit des objections ; et la plupart des bandagistes furent contraints de les employer. J'avais aussi contre elles une certaine prévention, que l'expérience a complétement dissipée. Dans les cas de hernie simple, soit que la pression doive porter sur tout le canal ou plus spécialement sur l'anneau externe, surtout si le ventre est un peu bombé et le sacrum relevé en arrière, ces pelotes sont véritablement admirables ; le bandage tient tout seul, sans courroie, sans sous-cuisses ; la pelote se fait son nid, pour ainsi dire, et obéit aux mouvemens du ventre de telle sorte que la pression agit toujours perpendiculairement sur le lieu désigné ; en un mot je n'y ai trouvé que des avantages. Mais si le sujet est maigre, à ventre plat, le pubis saillant, la pelote tend à remonter, et elle a besoin d'un sous-cuisse pour la retenir. Alors elle n'a plus son entière mobilité ; elle est fixe d'un côté ; et il m'a paru qu'elle offrait quelques inconvéniens. Ainsi dans certains mouvemens, le sous-cuisse plus tendu que dans d'autres atteint en bas l'extrémité du ressort auquel il va s'attacher ; la tige métallique qui va du ressort à la pelote se trouve ainsi inclinée, et n'exerce plus la pression perpendiculaire ; et la hernie peut s'échapper. Je préfère alors la pelote fixe, sur laquelle, à raison de sa fixité même, le ressort agit toujours perpendiculairement.

Quand il y a deux hernies, et qu'il faut deux ressorts, comme ils n'entourent pas même la moitié de la circonférence du corps, ils ont besoin d'être réunis en avant par une courroie, et presque toujours aussi il leur faut des sous-cuisses. Les pelotes se trouvent ainsi bridées d'un ou de deux côtés ; et, comme je viens de le dire, je préfère une fixité absolue à une mobilité incomplète. En conséquence, pour les bandages doubles, je n'emploie plus que des pelotes fixes. Quand il s'agit de pelotes à bec de corbin qui doivent rester collées contre le pubis, on conçoit que la mobilité serait tout-à-fait irrationnelle, et les pelotes doivent être solidement fixées sur le ressort.

Mais quel est le meilleur moyen de les fixer ? Sans doute ce serait le plus solide ; et si l'on pouvait fabriquer le ressort et la pelote d'une seule pièce, ce serait là le moyen à préférer. Après celui-là, il y en a un autre qui consisterait à river le ressort avec la plaque de support de la pelote ; la solidité est à peu près la même, et on a déjà cet avantage de pouvoir choisir séparément le ressort et la pelote convenables. Ces deux procédés sont généralement adoptés pour les bandages français et leurs dérivés ; M. Fournier de Lempdes seul a préféré un écrou et une vis, pour des raisons que j'exposerai tout à l'heure. Mais pour le bandage anglais, on se sert de préférence d'une vis qui traverse l'un des trous antérieurs du ressort, et s'engage dans un pas-de-vis creusé dans l'épaisseur de la pelote. Cela est véritablement moins solide ; la vis peut se desserrer et même s'échapper tout-à-fait, et il y aurait là quelque chose à modifier. Mais comme on n'a guère à craindre quand la vis est suffisamment forte et longue, et que dès lors la question tombe à un rang très secondaire, j'ai laissé jusqu'ici les choses comme elles étaient, et n'ai pas encore eu à m'en repentir. Quand on ne peut fabriquer soi-même ses instrumens, il ne faut pas changer brusquement, et pour de légers motifs, les habitudes des ouvriers ; ils font fort bien une chose qui n'est peut-être pas la meilleure ; mais la meilleure serait peut-être plus mal faite, et nous n'y gagnerions pas. Ce sera une question à revoir.

3° *Quelle doit être l'inclinaison de la pelote fixe sur le ressort ?*

Nous avons vu que dans les anciens bandages, la nécessité d'égaliser la force de pression de la partie inférieure avec la partie supérieure de la pelote obligeait à incliner celle-ci ; mais de plus, la forme de certains ventres, plus bombés que d'autres, exige que l'inclinaison de la pelote se conforme à la leur. Vous comprenez que toute la règle est en ceci : conformer l'inclinaison de la pelote à la saillie du ventre, je parle de la saillie qui se prononce le sujet étant debout ; car elle augmente toujours dans la station assise. Mais il y a une autre difficulté ; car nous avons recommandé de faire porter le ressort perpendiculairement sur la pelote, et celle-ci, inclinée, la pression perpendiculaire est changée en pression oblique. Trois moyens se présentent de parer à cet inconvénient :

1° En tordant le bout antérieur du ressort de manière à ce qu'il appuie toujours en plein sur la pelote : c'est ce qu'ont fait les anciens bandagistes, mais c'est toujours décomposer la pression perpendiculaire, comme il a été dit : le moyen est donc à rejeter.

2° Donner à la pelote plus d'épaisseur dans un sens que dans l'autre ; ainsi lorsqu'elle doit s'incliner en bas et en arrière, augmenter l'épaisseur de sa partie inférieure, de telle sorte que le ressort tombe toujours perpendiculairement sur la plaque de support : ce moyen est assez bon, mais seulement pour les inclinaisons très médiocres, sans quoi l'épaisseur de la pelote deviendrait démesurée.

3° Enfin dans plusieurs cas où le ventre faisait une très forte saillie, le pubis fuyant en bas et en arrière, j'ai imaginé le moyen que voici : la pelote fabriquée à l'ordinaire, je fais souder à la plaque de support une espèce de petite plaque supplémentaire en cuivre, beaucoup plus éloignée de la plaque primitive par en bas que par en haut, et sur laquelle le ressort vient s'appliquer en plein ; cela m'a très bien réussi ; j'ajouterai même par avance que j'ai pu maintenir ainsi des pelotes à bec de corbin sans le secours toujours désagréable des sous-cuisses.

5° Enfin à quelle distance faut-il mettre le ressort et la pelote ?

On pourrait demander d'abord quel est le sens de cette question. La pelote étant bien faite, le ressort suffisant, qu'est-il besoin d'intermédiaire ? Soudez le ressort à la pelote même, et tout sera dit. Ainsi faisaient les anciens bandagistes : Salmon le premier s'est fait une loi de tenir ses pelotes mobiles à distance de ses ressorts, et je dois dire que que je suis très souvent la même règle pour les pelotes fixes. Pour quelles raisons ? Le voici.

La force d'un ressort ne peut pas être indiquée d'une manière absolue; très faible à un léger écartement, elle augmente d'autant plus que l'écartement devient plus considérable. Ainsi, un ressort beaucoup plus faible, et conséquemment plus léger de poids, fera le même effet à écartement double qu'un ressort beaucoup plus fort et plus lourd à écartement de moitié moindre. En tenant la pelote écartée du ressort, nous augmentons l'écartement de celui-ci, et conséquemment sa force relative; et ainsi nous économisons sur son poids, ce qui est déjà quelque chose. Je vous ai dit dans une des séances précédentes que je vous expliquerais d'une manière très simple et très clair l'efficacité de la pelote de bois placée par le bucheron américain sous la pelote ordinaire. Elle n'agissait pas autrement qu'en augmentant l'écartement, et par suite la force du ressort; cela est tellement évident que toute démonstration serait superflue.

Il y a donc un léger avantage, mais non pas une nécessité, de tenir la pelote et le ressort écartés. Cette nécessité se révèle dans quelques cas spéciaux. Le sujet est riche en embonpoint ; la pelote doit faire son nid dans les graisses sous-cutanées, qu'elle a besoin de déprimer à un demi-pouce, un pouce de profondeur ; dans ces cas, si la pelote n'a que quatre lignes ou huit lignes d'épaisseur, et qu'elle soit immédiatement réunie au ressort, celui-ci rencontre la peau avant que la pelote n'ait pénétré à la profondeur nécessaire, et la pression s'exerçant dès-lors sur une très large surface n'a plus la puissance qu'elle aurait déployée sur une surface moindre.

D'autres inconvéniens surviennent avec le temps. La

peau sans cesse froissée par le ressort, quelque bien garni qu'il soit, s'irrite, s'enflamme, s'excorie, ou si elle est peu sensible, ne trahit sa souffrance que par un aspect dartreux; mais dans tous les cas, la sueur arrive bien plus promptement jusqu'au ressort qu'elle attaque dans sa nature même. Vous voyez donc combien il est important dans ces cas de tenir le ressort très éloigné de la pelote, ou plutôt de la paroi abdominale ; car, pour remplir l'indication, on pourrait tout aussi bien souder au ressort une pelote épaisse de 15 lignes, que d'employer une pelote de 10 lignes avec une tige intermédiaire qui procurerait un écartement de 5 lignes de plus.

Quand la pelote doit avoir peu de ressort et une épaisseur qui ne soit pas trop démesurée, je fixe le ressort sur la pelote même ; dans les cas contraires, je les tiens à distance ; car après ce but essentiel de remplir l'indication signalée, il ne faut pas oublier une autre condition, secondaire si vous voulez, mais qui a pourtant sa valeur : c'est de conserver à l'appareil sa simplicité, sa légèreté et sa solidité tout à la fois.

Je tiens depuis bien long-temps votre attention fixée sur les bandages, et ce serait en abuser s'il fallait les considérer comme des appareils de chirurgie ordinaire. Mais ils diffèrent essentiellement des autres instrumens par ces deux points :

1° Qu'ils doivent être portés fort long-temps, des mois entiers dans les cas les plus favorables ; dans d'autres cas, toute la vie ;

2° Qu'ils constituent à eux seuls le traitement palliatif ou curatif d'une des plus graves infirmités qui affligent l'espèce humaine, et, ce qui n'est pas sans importance aussi, de l'infirmité peut-être la plus commune de toutes.

Vous pouvez prévoir du reste que cette étude tire à sa fin;

toutefois nous avons encore à examiner la garniture et les accessoires des bandages à hernies inguinales, revêtement, courroies, sous-cuisses, plaques de derrière ; c'est ce que nous ferons dans la prochaine séance.

DOUZIÈME LEÇON.

ÉLÉMENS ACCESSOIRES DES BANDAGES HERNIAIRES. — GARNITURES, COURROIES, SOUS-CUISSES, ETC.

Dans nos dernières séances, Messieurs, nous avons examiné les élémens essentiels, et constitué pour ainsi dire la charpente ou le squelette du bandage ; mais ces ressorts d'acier ne sauraient être en contact avec la peau sans péril pour le malade et pour le ressort lui-même ; et de plus, les formes variées et les diverses positions du ventre, obligent fréquemment à employer des moyens accessoires pour empêcher la pelote de se déranger ; de là ce triple but à atteindre :

1° Garantir la peau contre la pression immédiate du ressort ;

2° Garantir le ressort de l'action de la sueur et d'autres excrétions ;

3° Fixer au besoin les pelotes dans la position requise.

Les moyens employés à cet effet sont assez nombreux ; ils peuvent se ranger sous les trois titres suivans :

Garnitures du ressort et de la pelote.

Courroies et pelotes de derrière.

Sous-cuisses.

1° *Garnitures du ressort et de la pelote.*

Plus le ressort s'approche de la peau du malade, et plus il a besoin d'être garni. Ceci posé, on peut déjà prévoir que le ressort français et toutes les formes qui en dérivent demandent des garnitures plus épaisses que le ressort anglais. En effet, les premiers sont tellement destinés à s'appliquer contre la peau, qu'ils doivent en suivre les contours extérieurs ; et, en outre, ils ont essentiellement besoin d'une striction plus ou moins forte à l'aide de la courroie, pour bien remplir leur action, tandis que les autres n'agissent jamais mieux que quand ils ne touchent point la peau, et n'exigent jamais qu'une faible striction des courroies, dont souvent même ils peuvent se passer. Aussi, sur les sujets qui ont la chair ferme, la peau résistante et un embonpoint médiocre, on se contente généralement d'enfermer le ressort dans un fourreau de cuir ou de maroquin, sans autre garniture ; le bandage en est plus propre, plus simple, plus léger à l'œil : il n'y a là que des avantages.

Mais c'est à tort que les bandagistes, séduits par la simplicité et l'économie de ces fourreaux, ont voulu les employer dans tous les cas. Si la peau est tendre et irritable, comme chez les enfans, les femmes et les vieillards bien munis d'embonpoint, le cuir de ces fourreaux est trop dur ; et, bien qu'il ne touche pas constamment la peau, il s'en approche assez, dans les mouvemens et dans certaines attitudes du corps, pour qu'il y ait contact, froissement et irritation. Le même accident est à craindre quand la peau est amincie par la maigreur générale. Ainsi, émaciation notable ou embonpoint excessif, deux conditions si opposées en général, aboutissent pour nous au même résultat, celui de rendre la peau plus sensible et plus vulnérable. J'ajouterai que l'embonpoint est plus fâcheux à cet égard que la maigreur ; et que c'est surtout chez les vieillards obèses que j'ai eu à lutter contre les excoriations. Dans tous les cas, il convient donc de garnir le côté concave du ressort ; nous le laissons bien enfermé dans un fourreau lâche et mobile comme à l'ordinaire, mais le côté interne de ce fourreau est convenablement rembourré avec des lisières ou de la laine, et recouvert d'une peau chamoisée bien douce; et il est utile même que les deux bords du ressort soient dépassés par un repli de cette peau, qui empêche, en tout état de chose, leur frottement contre la peau.

Le ressort français, celui de Camper, ceux de MM. Lafond et Fournier de Lempdes, sont rembourrés de cette façon ; mais il y a cette différence, que la garniture est essentiellement attachée et cousue au ressort, tandis que le ressort anglais est libre dans son fourreau. La peau est également protégée, mais le ressort l'est beaucoup moins. On comprend, en effet, que la sueur, en pénétrant la garniture, l'atteint beaucoup plus vite.

Ce dernier inconvénient, qui ne semble toucher qu'à la bourse des malades, est beaucoup plus grave en réalité. D'abord, il ôte à l'individu qui porte une hernie toute sécurité. En effet, pour peu que la sueur ait pénétré les premières enveloppes du ressort, il est impossible de dire quels sont les progrès qu'elle aura faits, et à quel point l'oxidation du ressort est arrivée. J'ai vu des individus sujets à des sueurs âcres et abondantes, revenir quatre mois après la délivrance d'un bandage neuf, avec le ressort corrodé et rompu en plusieurs endroits. Sans doute ce n'est pas là la règle commune, et j'ai vu des bandages français conservés pendant quatre années, principalement chez les femmes qui, par la nature de leurs travaux, sont moins exposées aux sueurs excessives, et qui, de plus, ont un instinct de propreté beaucoup plus rare chez les hommes de la classe indigente. Mais, entre ces deux extrêmes, il y a une moyenne générale que je m'occupe de rechercher depuis deux ans, et que l'on ne peut, jusqu'ici, évaluer que par approximation. Les employés du Bureau central chargés d'enregistrer les noms des individus qui viennent chercher des bandages, se souviennent d'un grand nombre de figures qu'ils voient reparaître à intervalles variables; et, en comparant leurs souvenirs, ils estiment que les bandages ne durent pas, en moyenne, plus de douze à quatorze mois. Je le répète, c'est une approximation trop vague pour nous satisfaire; seulement on peut dire à l'avance que les bandages anglais durent certainement plus longtemps.

Et ce n'est pas peu de chose, Messieurs, que cette question de temps. Parmi les obstacles très sérieux que j'ai rencontrés pour opérer une réforme complète dans le service des bandages délivrés à la classe indigente, il en est un qui résulte de l'augmentation du prix qu'exigeraient les ressorts anglais. Cette augmentation irait presque au double du prix actuel, et l'administration, à part d'autres considérations qui ont aussi leur valeur, hésite à grossir ainsi le budget de ce service. Evidemment, si, en vertu de chiffres laborieusement rassemblés, je pouvais dire : En moyenne, vos ressorts ne durent que tant de temps, les ressorts anglais durent le double, — l'objection tirée de la dépense serait détruite. Je dois ajouter que ce n'est pas là la plus importante, et que si déjà l'on a reconnu que les indigens font trafic des bandages qu'on leur délivre, quand le prix de ces bandages ne va qu'à trois francs et qu'ils en retirent à peine moitié, il serait à craindre que ce trafic ne s'étendît bien davantage lorsqu'on leur donnerait des bandages d'une double valeur (1).

Je déclare cependant que , dans ma conviction intime les ressorts anglais doivent durer au moins le double des autres ; ce qui se conçoit, puisqu'ils ne sont pas en contact perpétuel avec la peau. Il y a une autre cause de destruction pour les bandages français. J'ai pris soin, dans les visites des hernieux qui précèdent ces leçons, d'appeler votre attention sur le point où cassent le plus fréquemment ces bandages ; c'est presque toujours dans cette portion du ressort qui a subi un mouvement de torsion pour s'incliner vers la pelote, et que l'on appelle *le collet*. Pourquoi cette prédilection des fractures pour ce point spécial ? Il n'est pas plus exposé à l'action de la sueur : cela est vrai ; mais il supporte plus d'efforts que toutes les autres parties du ressort , et je dirai pourquoi en parlant de la courroie. Le ressort anglais n'a pas de collet à proprement parler ; et quand il n'a pas été défiguré, il n'a subi aucun mouvement de torsion, et résiste partout avec le même avantage. Bien plus, la portion antérieure du ressort est tellement à l'abri de l'action de la sueur (étant séparée de la peau par toute l'épaisseur de la pelote) , qu'elle n'a pas même besoin d'être garnie. Elle reste exposée à la vue ; et pour la satisfaction des yeux, les fabricans lui donnent un

---

(1) Nous sommes heureux de pouvoir dire aujourd'hui que ces obstacles ont été détruits, et que le conseil-général des hôpitaux, par un arrêté tout récent, a décidé , sur les observations de M. Malgaigne, qu'il serait délivré aux indigens, selon l'urgence, des bandages à ressorts anglais, des pessaires en caoutchouc pur ; en un mot, des appareils aussi bien construits qu'il est possible aux personnes de la classe aisée de s'en procurer.

assez beau poli, que le ressort conserve très long-temps. Les choses étant ainsi, les efforts du malade agissant également sur les deux extrémités du ressort, viennent en dernière analyse aboutir à la partie centrale ; et en effet il m'a paru que c'est au centre qu'arrivent le plus souvent les fractures des ressorts anglais purs. J'ai d'ailleurs bien moins d'expérience sur cette question que sur la précédente. En effet, les fractures des ressorts anglais sont rares, et les malades n'en changent généralement que parce que les pelotes et les garnitures sont usées et détruites par l'effet du temps.

On a essayé quelques moyens de préserver les ressorts français de l'action de la sueur. M. le docteur Sanson, ancien associé de M. Cresson, avait imaginé de recouvrir les ressorts d'un vernis particulier. Sans doute cela pouvait retarder quelque peu l'oxydation : mais nous savons assez quelle action corrosive exercent les sécrétions animales sur les vernis pour accorder beaucoup de valeur à ce moyen. Les fabricans vendent des bandages qu'ils appellent *bandages en gomme*, et qui sont recouverts d'une garniture enduite d'huile siccative de lin et de caoutchouc. Cet enduit ne m'inspire pas plus de confiance que tout autre, et de plus il est dur et froisse la peau qui n'est plus protégée ; ce qui explique pourquoi ces sortes de bandages sont si peu usités.

Plusieurs praticiens, qui n'oseraient les appliquer chez les adultes, les emploient cependant chez les jeunes enfans, chez qui les bandages sont exposés à un dissolvant bien plus âcre que la sueur, l'urine. Or, il ne faut pas quinze jours à l'urine pour éroder cette surface vernissée ; et d'ailleurs il serait encore peu rationnel de réserver des garnitures molles aux adultes, qui ont la peau moins délicate, et des garnitures aussi dures aux jeunes sujets dont la peau est si prompte à s'excorier.

Que faire cependant lorsqu'on a à traiter une hernie chez ces jeunes sujets ? Ne croyez pas qu'il suffise d'une grande surveillance : les enfans pissent dans le maillot sans que la nourrice en soit prévenue le moins du monde; et vous devez vous attendre inévitablement à voir un jour ou l'autre le bandage sali par l'urine. Vous verrez aux fenêtres de quelques bandagistes des bandages recouverts d'une enveloppe de taffetas ciré ; cela est fort bien tant que cette enveloppe dure, et encore faut-il que l'enfant n'ait pas la peau trop délicate pour la supporter. Au Bureau central, on suit un usage qui me paraît fort louable : les bandages des petits enfans sont garnis en futaine ; on en donne deux pour chaque enfant, en sorte que quand le premier est sali, la mère ou la nourrice applique l'autre, et a le temps de laver et de faire sécher le premier. Cela fait aller bien souvent les ressorts à l'eau ; mais l'eau est moins active que l'urine ; et, avec un peu de précautions, une mère attentive peut faire durer ses deux bandages un an et plus. Ce temps doit vous suffire et bien au-delà pour obtenir une cure radicale. Malheureusement les bandages actuels sont si mal faits et si mal appliqués que ces guérisons radicales ne sauraient s'opérer par eux, mais quelquefois seulement malgré eux, et qu'elles sont excessivement rares. Quand les mères et les nourrices n'y mettent pas de soin, les deux bandages ensemble ne vont pas au-delà de trois mois. Il y a ici une femme qui depuis dix-huit mois rapporte exactement son enfant tous les trois mois : en sorte que ce seul enfant a coûté à l'Administration 18 fr., 1 fr. 50 c. par bandage, dans ce court espace de temps. Cet exemple est le seul : mais voyez combien quelquefois la charité est difficile à exercer ! Certes, voilà un enfant qui a pris plus que sa part dans le trésor commun des pauvres ; et cette insouciance de la mère nous coûte un peu cher. Impossible cependant d'agir d'une manière quelconque pour obtenir de cette femme plus de soins : refuserez-vous des bandages à l'enfant quand les siens seront usés ? cela n'est pas proposable ; et toutefois il est heureux que le Bureau central n'ait pas beaucoup de cliens comme celui-là. Avec le système actuel de bandages, de semblables abus peuvent se renouveler et se perpétuer long-temps. Le moyen le plus simple d'y couper court serait de donner un bandage bien fait, qui avant six mois aurait fait radicalement disparaître la hernie.

Jusqu'ici je n'ai parlé que de la préservation du ressort ; mais la pelote, en contact perpétuel avec la peau, se détruit beaucoup plus vite, et cet inconvénient est commun à tous les bandages, excepté cependant aux pelotes en bois et en ivoire, qui résisteront au moins fort long-temps. Beaucoup d'indigens, pour conserver plus long-temps la pelote molle et en bon état, l'appliquent par-dessus la chemise ; mais il en résulte un inconvénient beaucoup plus grave, c'est que les tiraillemens de la chemise se transmettent à la pelote et la déplacent. D'autres mettent comme intermédiaire entre la pelote et le peau des compresses ou même des coussins piqués ; mais rien ne les retenant en place, ils se plissent, s'enroulent, se dérangent, et remplissent fort mal leur objet. Les bandagistes anglais ont introduit la coutume d'entourer la pelote d'une sorte de chemise de toile qui se serre à l'aide d'une coulisse sur la face externe de la pelote. J'approuve, sans réserve, l'usage de ce moyen : avec une demi-douzaine de chemises, on maintient la garniture de la pelote dans un état sec et convenable ; le linge est plus frais sur la peau que l'enveloppe de basane ou de chamois, et l'on réunit ainsi les avantages de l'économie et de la propreté. Seulement, quand la peau est délicate, je fais faire ces chemises en futaine de coton, qui est plus molle que la toile ordinaire.

2° *De la courroie et des pelotes de derrière.*

La courroie qui réunit les deux bouts du bandage de manière à compléter la ceinture est une pièce utile dans la plupart des cas, essentielle même à la plupart des bandages. Le bandage anglais simple et le bandage de Camper sont les seuls qui puissent s'en passer à la rigueur, parce qu'ils embrassent l'un et l'autre beaucoup plus de la moitié de la circonférence du corps ; et encore souvent il est utile de l'y adjoindre.

L'effet de cette courroie est double. Quand le ressort est suffisamment résistant, elle sert uniquement à empêcher la pelote de se déplacer latéralement, et alors elle n'a besoin que d'être fort peu serrée. Plus le ressort pèche par la force, plus il est besoin de serrer la courroie ; alors son autre utilité se révèle ; elle vient en aide à la pression du ressort en y joignant la pression supplémentaire d'une ceinture complète et extensible seulement à un certain degré. Supposez, par exemple, une pelote assez épaisse pour, quand elle est appliquée, égaler le diamètre antéro-postérieur du corps au diamètre transverse ; serrez sur cette pelote une simple courroie de cuir, vous contiendrez beaucoup de hernies, et vous exercerez par la simple striction une pression énorme. Cette pression s'ajoute dans beaucoup de cas à celle du ressort, et dans quelques appareils, c'est elle qui est l'agent principal de la pression. J'ai traité, par exemple, un assez grand nombre de malades qui portaient des bandages de M. Fournier de Lempdes; ils se plaignaient d'une pression excessive, et cependant le ressort me semblait beaucoup moins fort que celui que j'employais à mon tour, et avec lequel ils n'accusaient qu'une pression beaucoup plus légère et plus supportable. Cela venait de la force de striction exercée par M. Fournier à l'aide de la courroie, striction nécessaire quand le ressort ne suffisait pas, ce qui arrive souvent. J'ai vu quelques cas où le ressort de M. Fournier avait une force énorme rendue obligatoire par sa vicieuse construction, et où la courroie n'en était pas moins serrée; les malades accusaient alors une pression insupportable; et des douleurs, des excoriations, des éraillemens de l'anneau en démontraient surabondamment la force excessive.

Entre ces deux puissances, la pression circulaire de la ceinture, la pression élastique du ressort, il faut choisir; et dès que nous employons un ressort quelconque, nous déclarons suffisamment que le choix est fait. Dès lors, faites donc que le ressort joue le rôle principal, et prenez-le assez solide pour cela. Comme néanmoins il vous faut presque toujours ajouter la courroie, ne fût-ce que pour maintenir la pelote, vous pouvez profiter de sa présence pour la faire venir en aide au ressort. Mais jusqu'à quel point? Cela était très délicat à établir. Je pense y être parvenu.

Regardez le ressort comme devant suffire dans les circonstances ordinaires, dans l'attitude debout, dans la marche simple, à plus forte raison dans le décubitus. Le ressort qui suffit sans courroie dans ces circonstances (je parle d'un ressort bien fait), a une force suffisante; lui en donner davantage serait alourdir l'appareil, et gêner le malade sans aucune nécessité. La courroie lui viendra en aide dans les grandes occasions, comme dans la toux violente, l'éternûment, le saut, la position accroupie; et pour cela même, elle n'a pas besoin d'être fort serrée. Je rendrai mieux mon idée en vous faisant voir ce qui se passe dans ces différentes circonstances. Voici un ressort que je m'applique; dans le simple effort de la marche, l'action du diaphragme fait bomber la région inguinale; l'écartement du ressort est porté, par hypothèse, à 6 lignes de plus que dans l'expiration; la courroie n'est pas tendue, le ressort seul suffit pour répondre au choc de la paroi abdominale. Mais je tousse, le choc est double et brusque à la fois; si le ressort est seul pour résister à cet effort, il s'écartera outre mesure, sauf à revenir immédiatement, sans doute; mais dans cet instant inappréciable qui s'écoule entre l'écartement et le revient, la hernie a pu s'échapper. C'est là ce que la courroie doit empêcher; peu serrée à un demi-pouce d'écartement, elle se tend à mesure que l'écartement augmente, et ne le permet pas au degré suffisant pour faire sortir la hernie.

Avec ces principes fondés sur l'expérience, vous voyez que nous n'aurons pas besoin de serrer beaucoup la courroie; et, par exemple, je ne veux pas que jamais on la serre jusqu'à coller exactement le bandage sur les côtés du corps. Pour les bandages français et leurs dérivés, dont la condition est de s'appliquer exactement à la peau, même sans la courroie, vous comprenez qu'avec la courroie l'application devient bien plus exacte encore. Et comme ces ressorts sont mal construits, quelque force que vous leur donniez, toujours il faut y ajouter une étroite striction de la courroie; alors le bandage s'imprime dans la peau et y cause de la rougeur, des excoriations, ou cet aspect dartreux si fréquent sur nos hernieux du bureau central. Est-ce là tout? Non, Messieurs, il s'y joint un bien autre inconvénient résultant de la forme contournée de ces bandages.

La courroie qui est molle, en se serrant, tend à prendre la direction la plus courte, et à rapprocher le plus possible les deux bouts du ressort auxquels elle s'insère, et, en conséquence, à les attirer sur le même plan horizontal. Vous voyez alors ce qui arrive. Le ressort français s'incline en avant beaucoup plus bas qu'en arrière ; en serrant la courroie, vous faites remonter nécessairement l'extrémité antérieure. Le malheureux collet de ce ressort, déjà affaibli par la torsion qu'il a subie, se trouve maintenant attiré dans un sens contraire à celui où sa torsion devait le diriger ; ce n'est pas assez, pour contrebalancer l'action de la courroie qui fait remonter le ressort et la pelote, on attache à celle-ci un sous-cuisse fort serré qui agit sur la pelote et le collet dans une autre direction que la courroie; en sorte que ce collet doit résister à la fois :

1° A l'impulsion de la hernie ;

2° A la traction horizontale de la courroie ;

3° A la traction verticale du sous-cuisse.

Etonnez-vous, après cela, s'il est si exposé à se casser !

Tous ces inconvéniens sont prévenus dans le bandage anglais. D'abord nous ne serrons jamais autant les courroies ; ensuite, et surtout avec les pelotes un peu mobiles, la striction n'agit pour ainsi dire que sur ces pelotes, en laissant le ressort libre d'affecter telle ou telle direction. Voici un ressort anglais attaché à ses deux pelotes et appliqué au corps. Je fixe les pelotes avec la courroie; vous voyez que le centre du ressort peut s'incliner en bas ou remonter, sans que les pelotes se déplacent. En un mot, la courroie attire les pelotes plus près l'une de l'autre, selon le besoin ; mais le ressort n'obéit au mouvement des pelotes que par ses extrémités, tandis que dans le bandage français il est tout entier dépendant de la pelote, comme la pelote est à son tour sous sa dépendance. Et pour établir une certaine indépendance entre les pelotes et les ressorts, il a été nécessaire d'avoir aussi en arrière une pelote mobile, dont l'invention se trouve ainsi justifiée.

Quand la pelote est petite, il n'est besoin que d'une seule courroie. Quand elle est plus grande, la hernie pouvant soulever le haut ou le bas de la pelote dans telle ou telle attitude, il faut donner à ces deux portions un égal appui de la part de la courroie ; celle-ci est alors divisée en deux ou en trois à sa partie antérieure.

3° *Des sous-cuisses et des bretelles.*

Les ressorts français ayant été coudés exprès pour faire descendre la pelote, sembleraient dès lors pouvoir se passer de sous-cuisses. Et cependant le sous-cuisse leur est nécessaire dans le plus grand nombre des cas.

Le ressort anglais simple n'a pas besoin de sous-cuisse quand le ventre est bien conformé. Mais si le pubis est trop relevé en avant, la pelote tend à remonter, le sous-cuisse est nécessaire. Il est essentiel aussi pour le bandage double, lorsque la pelote est petite et doit rester fixée dans un lieu bien précis, comme quand on l'applique exactement sur le canal pour obtenir des cures radicales.

Ces sous-cuisses sont cependant une ressource bien fâcheuse et bien génante à la fois. Pour le bandage français, on les attache en arrière à peu près à l'union du tiers moyen avec le tiers postérieur du ressort, en avant à un crochet fixé sur la pelote. En les serrant, on voit qu'ils tirent également sur les deux points de leur insertion ; d'une part, ils retiennent bien la pelote en bas, mais d'autre part ils attirent aussi en bas la partie postérieure du bandage, ce qui tend à faire remonter sa partie antérieure, et dans tous les cas à le déplacer.

Chez les sujets qui ont les fesses très plates, cet inconvénient est si grave qu'il faut contrebalancer la traction du sous-cuisse en soutenant le bandage par des bretelles, et le malade se trouve bridé de tous côtés, si la comparaison m'est permise, comme un cheval dans son harnais.

Cet inconvénient est moins sensible avec les ressorts anglais, d'abord à cause de l'indépendance des pelotes, et ensuite parce qu'on n'a pas besoin de s'opposer avec autant d'énergie à la traction de la courroie ; mais il existe encore, et dans quelques cas, très rares à la vérité, on pourrait avoir besoin de recourir aux bretelles. Ce cas ne s'est pas encore présenté à moi jusqu'à présent ; je vous ai dit même comment, chez les sujets qui ne peuvent supporter les sous-cuisses, j'étais parvenu à les supprimer à l'aide d'une certaine construction de la pelote. Chez ceux qui ont les fesses trop plates, et où les pelotes postérieures ordinaires ont une grande tendance à glisser, je fais rembourrer la moitié inférieure de ces pelotes beaucoup plus que la moitié supérieure, de façon que la pression ne soit point perpendiculaire à l'axe du corps, ce qui favoriserait le glissement ; mais oblique, comme dans les cas plus heureux où le sacrum est relevé en arrière et fournit un point d'appui naturel à la pelote postérieure.

Là s'arrête ce que je voulais dire sur les bandages inguinaux, au moins pour les hernies simples. Vous en connaissez tous les élémens ; j'ai tâché de les soumettre tous à une discussion claire et consciencieuse. Vous comprenez désormais l'utilité de tous ces élémens, ainsi que leur manière d'agir. L'heure avancée m'empêche de récapituler les principales indications de leur emploi, c'est par là que nous commencerons la leçon prochaine.

TREIZIÈME LEÇON.

RÉSUMÉ. — DE QUELQUES CAS PARTICULIERS QUI EXIGENT UNE MODIFICATION DANS LA STRUCTURE DES BANDAGES. — HERNIES DES TRÈS JEUNES ENFANS. — TESTICULE NON DESCENDU. — DU TAXIS. — DU PROCÉDÉ D'APPLICATION DES BANDAGES HERNIAIRES. — MOYEN DE S'ASSURER DE LEUR EFFICACITÉ.

Il m'a paru utile, Messieurs, de résumer sous forme de proposition tout ce que nous avons exposé dans les leçons précédentes touchant le choix et l'application raisonnée des bandages.

1° Pour une hernie inguinale simple, le meilleur ressort est le ressort anglais, qui embrasse le corps du côté sain.

2° Si la hernie est oblique et facile à contenir, il faut choisir une pelote mobile. Dans le cas opposé, la pelote doit être fixe.

3° Il doit toujours y avoir un notable intervalle entre le bout du ressort et la face interne de la pelote, soit qu'on l'obtienne par une tige intermédiaire, ou seulement en augmentant l'épaisseur de la pelote.

4° C'est de la forme de la pelote que dépend surtout la contention de la hernie. Pour les hernies obliques, il faut que la pelote couvre tout le canal, en appuyant, selon les circonstances, directement sur le centre du canal, ou un peu plus sur l'anneau interne, ou un peu plus sur l'anneau externe.

5° Les hernies directes demandent de préférence la pelote à bec de corbin.

6° Sur les sujets très maigres, chez qui l'épine du pubis est très saillante et ne peut supporter la pression de la pelote ordinaire, la dernière ressource est la pelote à air.

7° La courroie et le sous-cuisse ne doivent jamais être trop serrés. La hernie doit être essentiellement contenue par le ressort, dont ils ne sont que des auxiliaires.

8° Tout bandage qui laisse échapper la hernie est plus nuisible qu'utile.

9° Tout bandage qui blesse le malade ou qui le gêne est mauvais. Il y a cependant quelques hernies excessivement difficiles à contenir, qui font exception à la règle, et pour lesquelles on ne saurait éviter au malade une gêne notable résultant de l'appareil.

Ces règles ne s'appliquent guère qu'aux hernies des adultes sans complication. Il faut passer maintenant à l'étude de quelques cas particuliers, et principalement sur certaines hernies de l'enfance.

On avait mis d'abord en question si les jeunes enfans devaient être soumis aux bandages à ressort, ou seulement à la ceinture molle ; je ne pense pas qu'il soit nécessaire de s'arrêter sur ce point. Le bandage à ressort n'offre ici que des avantages, et je ne lui connais aucun inconvénient réel.

Mais doit-on, par exemple, chez un enfant au maillot préférer toujours le ressort anglais ? Ce n'est point mon avis. Les hernies sont alors généralement très faciles à contenir, peu importe qu'il y ait un peu de force de perdue ; et j'admets ici le ressort français, parce que, s'appliquant exactement sur le corps, il est moins sujet à se déranger sous les efforts de la mère ou de la nourrice. Notez bien cette différence dans les conditions, pour vous expliquer la différence de conduite. Chez l'adulte ou chez l'enfant qui marche, le bandage n'est guère dérangé que par les efforts du malade même ; chez l'enfant au maillot, il a surtout à craindre les efforts extérieurs. Du reste, même alors, je ne donne pas au ressort français les inflexions vulgairement admises ; il doit se comporter comme le ressort anglais, aboutir au centre de la pelote, et cette pelote doit recouvrir tout le canal ; seulement il n'y a pas de pelote de derrière, et le ressort, bien rembourré, doit s'appliquer contre la surface du corps. Il importe beaucoup de s'abstenir des sous-cuisses.

Si la hernie était très forte, il faudrait recourir au ressort anglais, et dès que l'enfant marche seul, ce dernier mérite toujours la préférence.

Lorsque dans une hernie vaginale, le testicule est sorti de l'anneau externe, on place la pelote sur le canal, comme à l'ordinaire. Mais si le testicule est encore à l'anneau, ou bien si, étant sorti, il remonte dans le canal dans certains efforts, quelle devra être la conduite du chirurgien ? Dans le premier cas, on peut placer sur le testicule même une pelote assez creuse pour ne pas le comprimer et pour lui permettre encore un peu de descendre ; le malade sera ainsi soulagé sans aucun inconvénient pour l'avenir. Dans le deuxième cas, la difficulté est quelquefois insurmontable. J'ai vu appliquer des pelotes creuses sur l'anneau, le testicule étant refoulé au-dessus ; il venait appuyer contre ces pelotes et s'y froisser douloureusement. J'ai essayé de mettre la pelote au-dessus, vis-à-vis seulement de l'anneau abdominal ; le testicule, en remontant, vient également s'y heurter avec douleur. Si la hernie n'incommodait pas trop le malade, le parti le plus rationnel serait assurément de l'abandonner à elle-même jusqu'à ce que le testicule eût opéré sa descente définitive ; dans le cas contraire, on peut essayer l'un des deux moyens indiqués, ou encore un troisième, qui m'a fort bien réussi une fois, la pelote à air.

Au reste, Messieurs, en vous donnant ces conclusions comme les résultats de mes recherches et de mon expérience, je me garderai bien de dire qu'elles doivent suffire pour tous les cas. Il est certaines conformations du bassin qui réclament des formes de ressort spéciales ; il est des hernies tellement difficiles à contenir, qu'il est nécessaire de varier les essais et de chercher même de nouveaux moyens. Il reste encore beaucoup à faire pour les hernies, comme pour toutes les autres infirmités ; mais ce qu'il fallait faire avant tout, c'était d'établir leur traitement sur des bases scientifiques : c'est là l'œuvre que j'ai commencée, que je poursuis depuis quatre années, et que je n'ai nullement la prétention d'achever ni de voir achever.

J'ajouterai quelques mots à l'égard des hernies inguinales doubles : c'est encore le ressort anglais que je préfère, par les raisons déjà invoquées ; mais cette fois il est besoin de deux ressorts, et chacun d'eux n'embrasse que le côté du corps correspondant à la hernie. Aussi agissent-ils moins bien, et ont-ils besoin d'être maintenus dans tous les cas par une courroie simple, double, ou triple, qui s'étend en avant d'une pelote à l'autre. Du reste, tout ce qui a été dit sur les bandages simples convient aux bandages doubles, cette circonstance exceptée.

Maintenant, le choix du bandage étant fait, il faut réduire la hernie et appliquer l'appareil ; deux choses assez simples, mais qu'il n'est cependant pas indifférent d'étudier, car rien de plus facile de reconnaître ici une main experte d'une main expérimentée.

1° *Du Taxis.*

En général, on peut très bien réduire les hernies inguinales sur le sujet debout. C'est donc d'abord cette position que nous prendrons pour type ; après quoi nous dirons ce qu'il faut faire dans les cas difficiles.

Le malade se tient debout devant le chirurgien ; celui-ci demeure assis ou pose un genou à terre, selon qu'il le juge convenable. Il faut que le scrotum soit parfaitement à nu, et conséquemment que le malade ait ses pantalons tombant en arrière aussi bien qu'en avant. Beaucoup de sujets se contentent d'ouvrir le pantalon en avant ; dans les cas de hernies interstitielles ou de bubonocèles, cela suffit sans doute. Mais comme on n'essaie guère alors le taxis que pour appliquer le bandage ; comme ensuite, pour peu que la hernie descende dans les bourses, il se peut rencontrer des difficultés, il faut appliquer la règle d'une manière générale.

Supposons maintenant que nous avons affaire à une hernie interstitielle petite : en appuyant le pouce dessus on la fait disparaître ; toute autre manœuvre serait superflue. Si elle est volumineuse, cela ne suffit plus : il faut la ramasser entre les cinq doigts de la main droite, que l'on rapproche ensuite en la poussant en dedans, et pour la maintenir réduite, on applique le pouce, ou l'on fait appliquer l'index du malade sur l'anneau abdominal.

Pour un bubonocèle du volume d'un œuf de pigeon, sans dilatation du canal, il suffit d'appuyer le pouce à l'anneau externe ; la hernie fuit dans l'abdomen.

Si la tumeur est volumineuse, on l'embrasse avec les cinq doigts de la main droite, et en les rapprochant on la chasse directement en arrière.

A ce propos, j'ai une observation critique à faire touchant les descriptions classiques du taxis. On vous recommande, et je ne sais trop si je n'ai pas écrit moi-même quelque chose de semblable, de varier l'impulsion selon la direction des canaux que la hernie doit parcourir. Ainsi pour un bubonocèle, il faudrait chasser d'abord la hernie directement en arrière, puis après qu'elle aurait franchi l'anneau, la refouler de dedans en dehors et un peu de bas en haut; puis arrivée au niveau de l'anneau abdominal, la repousser encore d'avant en arrière. Tout cela paraît très spécieux et très rationnel dans le cabinet; tout cela n'est plus qu'une vaine imagination quand on l'applique sur les malades. Je le répète, quand le canal n'est pas dilaté, il suffit de pousser le bubonocèle d'avant en arrière pour qu'il rentre complètement. C'est ainsi que dans les petites hernies interstitielles, vous n'apercevez la tumeur que quand le malade tousse ou fait un effort; autrement le seul ressort des parois du canal suffit pour la refouler dans le ventre. Quand le canal est dilaté, c'est une autre affaire; mais pourvu que l'anneau externe demeure exactement fermé, vous n'avez qu'à pousser la tumeur du canal comme vous le voudrez, de dedans en dehors ou d'avant en arrière, elle rentrera de même et sans vous donner la peine de suivre le zig-zag imaginaire des auteurs. Il va sans dire, toutefois, que l'impulsion la plus rationnelle est celle qui se fait à la fois d'avant en arrière et de dedans en dehors.

Voici enfin la hernie scrotale, et la manœuvre diffère selon qu'elle est petite ou volumineuse. Dans l'un et l'autre cas cependant, il est important de mettre le testicule à l'abri de toute pression, et, en conséquence, voici comment il faut s'y prendre. On reconnaît, soit à l'œil, soit au toucher, la limite qui sépare la hernie du testicule; on applique le pouce et l'indicateur droits sur cette limite ; la paume de la main tournée en bas, comme si l'on voulait embrasser le testicule à pleine main ; la hernie repose donc sur la face dorsale du pouce et de l'index, rapprochés l'un de l'autre. Alors, si la hernie est petite, on la soulève en masse en rapprochant la main de l'anneau : cela suffit pour la faire rentrer. Si elle est volumineuse, on commence par placer le pouce et l'index gauches autour de l'anneau, l'index en haut, le pouce en bas, pour rétrécir la voie, et faire en quelque sorte l'entonnoir par lequel doit passer la hernie. Ces deux doigts appliqués, on refoule la hernie en haut, comme il a été dit ; et le plus souvent on réussit en une seule fois. Si la hernie n'est rentrée qu'en partie, on réitère le mouvement d'ascension à plusieurs reprises. Il peut arriver qu'alors une portion de la hernie rentre, tandis qu'une autre glisse par-dessous les doigts de la main droite, ce qui rend la manœuvre inutile. Quelquefois c'est par la faute du chirurgien, qui n'a pas suffisamment isolé le testicule et serré les doigts au-dessus ; d'autres fois cela tient au volume de la hernie même que l'on ne peut soulever en masse ; alors on se borne à en faire rentrer une portion d'abord, puis une autre : le tout finit par rentrer successivement.

Voilà pour les cas faciles ; mais il n'est pas rare de trouver des hernies anciennes et volumineuses qui résistent à tous ces efforts. Souvent alors le malade sait une manière spéciale de réduire sa hernie ; le plus ordinairement cela consiste à incliner légèrement le tronc sur les cuisses, à écarter un peu celles-ci, et, ramassant la hernie avec les deux mains, à la comprimer sur l'anneau sans autre précaution ; d'autres fois les malades rapprochent exactement les cuisses.

Enfin, il est des cas où, quoique la hernie soit simple et

parfaitement réductible, ni le chirurgien ni le malade ne réussissent à la faire rentrer dans la position debout; il faut coucher les hernieux sur un lit, sur un canapé, ou tout simplement par terre. Si on les laisse agir, on les voit tantôt rester les jambes étendues, les cuisses écartées ou rapprochées; tantôt fléchir les cuisses sur le bassin, les jambes sur les cuisses, et à divers degrés; d'autres fois enfin élever les membres inférieurs en les appuyant contre le pied du lit ou contre la muraille, et c'est sans doute cette position, prise d'instinct par quelques malades, qui a fait adopter à beaucoup de chirurgiens une position analogue.

Vous comprenez, d'ailleurs, que ces procédés si divers ne sauraient trouver leur raison d'être dans une disposition anatomique toujours la même; et là revient encore cette opinion déjà émise devant vous, que les difficultés de la réduction viennent du collet du sac herniaire bien plutôt que des anneaux.

De l'application des Bandages.

Quand la hernie est rentrée, cette application est fort simple, du moins dans les cas ordinaires. Ainsi, on fait placer un ou plusieurs doigts du malade sur l'anneau inguinal ou abdominal; on dispose le bandage autour du corps de telle sorte que la pelote de derrière soit à la hauteur convenable, et ramenant la pelote antérieure au-dessus des doigts du malade, l'opérateur y substitue les siens, et applique la pelote dans la position convenable. S'il y a deux hernies, il faut que la première pelote soit maintenue d'abord par les doigts du malade, jusqu'à ce que la seconde soit placée et réunie à l'autre par la courroie.

Dans les hernies faciles, il y a un autre procédé plus simple encore. On dispose le bandage autour du corps, la pelote antérieure appuyée d'abord soit sur l'épine iliaque, soit sur le ventre au-dessus de l'anneau ; alors seulement le chirurgien réduit la hernie; et la maintenant réduite avec une main, de l'autre il attire et place la pelote sans avoir besoin de l'aide du malade.

Le bandage appliqué et bien assujéti, c'est une grande affaire que de juger si la hernie en est suffisamment maintenue. Les bandagistes ont leurs épreuves à cet égard, épreuves qui semblent plutôt faites pour déguiser que pour découvrir la vérité. Ils font tousser le malade debout ou couché, et si rien ne sort, ils sont satisfaits ; le bandage est vendu, et le malade s'en va convaincu de son efficacité. Il n'y a rien de plus illusoire qu'une pareille expérience. Si vous voulez savoir à l'instant même jusqu'à quel point on peut se fier à un bandage, faites mettre le sujet à croupion, les cuisses écartées, le corps penché en avant, et faites-lui faire dans cette position de grands efforts de toux. Cette épreuve peut dispenser des autres. Cependant chez les sujets jeunes, actifs, adonnés à de violens exercices, vous pourrez essayer le saut, l'abduction brusque de la cuisse du même côté ; et chez les hommes qui exercent des professions exigeant un grand déploiement de forces, la plus terrible épreuve pour le bandage est celle-ci : faites écarter les jambes au malade, et faites-lui relever de terre à bras tendus un objet très lourd ; si, au milieu de l'effort, il jette un éclat de toux et que le bandage résiste, on peut affirmer qu'il tient bien pour le moment.

Quelques bandagistes échappent encore à ces épreuves au moyen d'une petite ressource secrète qu'il est bon d'éventer. Ils feront faire volontiers tous ces exercices ; mais en pinçant avec le pouce et l'index la racine du scrotum, et fermant ainsi le passage à la hernie, quand même le bandage serait trop faible. Il faut se méfier de cette ruse, que j'ai vu mettre en usage plus d'une fois.

J'ai dit cependant que l'on était assuré seulement de l'efficacité momentanée du bandage. C'est que quelques jours d'usage peuvent affaisser la pelote ou même aussi affaisser le tissu adipeux sous-cutané ; c'est que certains efforts naturels imprévus ont plus de puissance que nos épreuves pour chasser la hernie ; en un mot, on ne peut répondre d'un bandage que quand le sujet l'a porté quelques jours, en reprenant les habitudes de sa vie ordinaire. Ce retard, pour prononcer en définitive, est d'ailleurs commandé par cette autre raison, *qu'il ne suffit pas qu'un bandage maintienne la hernie, il faut encore qu'il ne blesse pas le malade.*

J'ai vu nombre de fois un bandage tenir pendant une demi-heure, une heure, un jour, deux jours, et puis laisser passer la hernie.

En général, méfiez-vous d'un bandage qui, placé par un bandagiste, a laissé échapper la hernie; puis, replacé d'une autre façon, l'a maintenue. On vous dira bien : Mais c'est que la première fois il était mal placé; d'accord, mais si le bandagiste, homme expert, s'est trompé en le plaçant, en d'autres termes, s'il a fallu un déplacement tellement léger qu'il a été commis par des mains expérimentées, pour laisser couler la hernie, comment espérer que les malades, qui sont loin d'avoir les connaissances nécessaires, éviteront toujours ce léger déplacement? Il faut donc que le bandage tienne du premier coup ; il faut qu'un déplacement de 2 ou 3 lignes ne nuise point à son efficacité, bien entendu cependant que cette limite ne doit point trop être élargie, car alors il faudrait des pelotes monstrueuses. En un mot, le bandage doit être assez bien fait pour contenir malgré une légère déviation de position. Mais l'homme de l'art n'est pas tenu de garantir le succès de l'appareil placé avec une excessive ignorance ou une excessive négligence.

Et toutes ces conditions remplies, répondrez-vous enfin de tous les événemens? Non, certes. Il peut se trouver une paille dans le ressort le mieux fait en apparence, et le bandage casse inopinément. Ceci est rare quand on a bien choisi les ressorts; mais cela doit être prévu; aussi est-il bon que le malade ait deux bandages, et j'insiste toujours sur cette précaution quand la bourse des cliens n'y oppose point d'obstacle. Il faut savoir aussi que les bandages les plus solides ne résistent pas à certains accès d'asthme, et que dans ces cas les sujets doivent rester couchés lors de l'accès, et appuyer de la main sur la pelote, que l'impulsion des viscères refoulerait trop loin.

— A la suite de cette leçon, M. Malgaigne avait donné une analyse des principales expériences faites par lui sur tous les bandages usités en ce moment à Paris. Ces observations perdraient à être ainsi reproduites en abrégé, et nous croyons savoir que le professeur se propose de les publier lui-même. Mais nous compléterons l'exposition de ses idées à cet égard en ajoutant ici une note lue par lui quelque temps après cette leçon, à l'Académie royale de médecine, et reproduite par la plupart des journaux de médecine.

Nouvel appareil pour contenir les hernies inguinales directes,

Présenté à l'Académie de médecine par M. Malgaigne.

J'ai l'honneur de mettre sous les yeux de l'Académie un malade affecté d'une hernie inguinale directe du côté gauche, qui n'avait pu être soulagé par aucun des bandages ordinaires, et dont la hernie est parfaitement contenue par un appareil tout-à-fait spécial. Voici d'abord l'histoire de cet homme.

C'est un peintre en bâtimens, âgé de quarante-trois ans, attaché à l'hospice de la Salpêtrière. Il ne connaît personne dans sa famille qui ait été affecté de hernie, à part sa grand'mère, qui mourut à l'Hôtel-Dieu d'une hernie étranglée. A l'âge de vingt ans, en voulant arracher un cuvier pris dans la glace, et exerçant surtout des efforts de traction de la main droite, les mains glissèrent et lâchèrent prise, le corps fut violemment plié en arrière, et il n'évita la chute que par un énergique effort de redressement. A l'instant il sentit à l'aine gauche une douleur légère qui se dissipa immédiatement, et ce ne fut que trois ou quatre jours après, qu'en se levant de table il ressentit une nouvelle douleur à l'aine, accompagnée, cette fois, d'une tumeur du volume d'un œuf de pigeon. M. Lallement, chirurgien de la Salpêtrière, reconnut une hernie inguinale, pour laquelle le malade alla réclamer un bandage au Bureau central. Ce premier bandage tenait bien, et il en porta ainsi plusieurs autres ; mais, il y a quatre à cinq ans, comme il travaillait au dôme de la Salpêtrière, il trouva que les sous-cuisses le coupaient et ôta le bandage. Il demeura ainsi un an entier, pendant lequel la hernie grossit beaucoup; et il se déclara du côté droit une petite hernie secondaire. Au bout de ce temps il ne put travailler sans bandage; mais désormais aucun bandage ne contint la hernie d'une manière efficace.

Cet homme est revenu le 27 novembre dernier au Bureau central, où je faisais alors mon cours clinique sur les hernies. La hernie gauche était dans l'état où vous la voyez, offrant 13 centimètres de hauteur verticale, 25 centimètres de circonférence ; soit qu'elle ait été directe d'abord ou qu'elle le soit devenue depuis, il n'y a aucun vestige du canal inguinal, et la hernie sort et rentre par un trou qui admet l'extrémité de trois doigts réunis, et qui mène directement dans l'abdomen.

M. Blin essaya d'abord plusieurs de ses bandages, dont aucun ne put contenir la hernie. M. Jalade-Lafont l'entreprit à son tour et ne réussit pas mieux. Comme je comptais parmi mes auditeurs plusieurs bandagistes, l'un d'eux, M. le docteur Peturet, désira essayer ses bandages sur cet homme ; il s'y reprit à trois fois différentes, et enfin y renonça. Voici le dernier bandage appliqué par M. Peturet ; la pelote est à bec de corbin, mais montée sur un ressort français ; et malgré la force du ressort, il était à présumer qu'il échouerait.

Je fis alors fabriquer par M. Cresson un bandage à ressort anglais avec pelote à bec de corbin, et dès le second essai la hernie fut maintenue. Au bout de huit jours notre homme revint ; son bandage tenait encore, mais il déterminait dans l'abdomen une pression si forte, qu'elle étouffait le malade et l'empêchait de manger. Il avait des coliques tellement vives qu'une fois il en avait perdu connaissance. Il accusait aussi une boule qui remontait jusqu'à la gorge et qui l'étranglait ; tout cela augmentait quand il avait mangé, en sorte qu'il résolut de se passer de manger pendant deux jours, afin de s'accoutumer au bandage ; mais les douleurs continuèrent, et il se décida à laisser sa hernie libre. Voici le bandage de M. Cresson ; il n'a qu'une force égale à celle du bandage de M. Peturet, équivalant à deux kilogrammes, mais toute cette force est employée.

En présence d'un cas aussi difficile, je revins à une idée qui m'avait occupé depuis quatre ans, et que j'avais même alors communiquée déjà à l'Académie. Elle était fondée sur ce principe lumineux de M. Mayor, qu'en fait de bandages ou d'appareils, les meilleurs sont ceux qui imitent le mieux l'action de la main. Or, pour maintenir ces hernies directes, le moyen le plus simple est de refouler la peau dans l'anneau en y enfonçant le doigt. J'avais donc essayé de fixer sur les plaques des pelotes ordinaires, une saillie digitale en bois, en caoutchouc, etc. ; et quand le bandage était appliqué, il maintenait parfaitement tant que l'individu était immobile; mais au moindre mouvement du tronc, la pelote soumise aux mouvemens du ressort allait heurter contre la circonférence de l'anneau, et de là des douleurs; ou même elle en sortait tout-à-fait, ce qui était plus fâcheux encore.

Enfin j'eus l'idée de faire une pelote, si je puis lui donner ce nom, indépendante du ressort. Je fis donc faire en buis, par un tourneur, une espèce de champignon dont la tête, arrondie, présente 22 millimètres de diamètre, supportée par une tige un peu plus mince, fixée elle-même au centre d'une plaque circulaire de 57 millimètres, et la hauteur du champignon monté sur la plaque était de 40 millimètres. Le champignon introduit dans l'anneau et soutenu par un bandage très faible, la contention fut parfaite ; mais une demi-heure ne s'était pas passée que la circonférence de la plaque contondait les chairs de la partie interne et supérieure de la cuisse ; le champignon semblait aussi pénétrer un peu trop profondément. Je transformai ma plaque circulaire en ovalaire, ne lui laissant, dans la plus grande largeur, que 42 millimètres ; je la fis légèrement rembourrer du côté du champignon, ce qui rendait la pression plus douce et diminuait la hauteur de la portion pénétrante ; et de cette façon il remplit exactement tout ce que j'en attendais.

Vous le voyez en place sur le malade ; il est maintenu par un bandage que j'avais sous ma main, bandage français à deux pelotes sur un seul ressort, bandage si mauvais que, sur mes représentations, l'administration des hôpitaux a décidé qu'on ne s'en servirait plus pour les indigens. La pression de celui-ci n'équivaut pas à un kilog.

Du reste, comme l'expérience a mille fois appris qu'on ne saurait juger à l'instant même de la bonté d'un bandage, je voulus que mon malade eût porté le sien pendant dix jours avant de le montrer à mon cours, et j'ai laissé écouler trois semaines avant de le présenter à l'Académie. La hernie est parfaitement contenue dans toutes les positions et dans tous les efforts ; le malade mange avec appétit, digère bien, va bien à la selle ; la peau, refoulée par le champignon, n'a pas donné le moindre signe d'irritation, et enfin, il y a disparition complète des coliques qui, auparavant, tourmentaient quelquefois le malade des journées entières.

Je n'ajouterai que peu de mots à cette communication. Sous le rapport de la contention par les bandages, les hernies inguinales se classent naturellement en trois catégories : celles qui traversent le canal dans toute sa longueur, ce sont les plus faciles ; celles où le canal est dilaté et déjà détruit en partie par le rapprochement des anneaux ; et enfin les hernies directes, les plus difficiles de toutes et contre lesquelles j'ai vu échouer plus d'une fois toutes les ressources des bandagistes. Le nouvel appareil que je viens de présenter à l'Académie modifie singulièrement cet état de choses ; en effet, les hernies directes deviennent désormais aussi faciles à contenir que les hernies qui traversent tout le canal, et ce sont les hernies de la deuxième catégorie qui passent au troisième rang sous le rapport de la difficulté.

Enfin je dirai que j'ai aussi appliqué des champignons de cette espèce à la contention des hernies ombilicales et spécialement à la cure radicale de ces hernies chez les jeunes enfans. J'en ai plusieurs en traitement actuellement, et j'aurai l'honneur de communiquer les résultats à l'Académie.

QUATORZIÈME LEÇON.

DE LA HERNIE INGUINALE CHEZ LA FEMME.

La première question qui se présente à l'occasion des hernies inguinales chez la femme, est celle de leur fréquence. Toute l'antiquité, tout le moyen-âge, tout le XVIe siècle, avec la majeure partie du XVIIe, avaient pensé qu'il n'en existait pas d'autres dans l'aine ; n'était-ce pas là une doctrine bien appuyée sur l'autorité et sur ce qu'on appelle quelquefois l'expérience des siècles ? Mais quand Barbette et Verheyen eurent éveillé l'attention sur cette autre hernie du pli de l'aine qui traverse l'anneau crural, on se tourna peu à peu vers l'extrême opposé, et à entendre quelques chirurgiens, c'est à peine si l'on rencontrerait par hasard chez la femme quelques hernies inguinales : l'immense majorité serait des hernies crurales. Tout au plus a-t-on gardé mémoire de l'opinion d'Arnaud, que dans le jeune âge et jusqu'à la puberté il n'y a guères que des hernies inguinales chez la femme ; tandis que passé cet âge, les crurales prédominent.

Sur quels faits s'est-on appuyé pour résondre la question en ce sens ? Nous avons, Messieurs, à discuter trois sortes d'autorités : les opérateurs, les bandagistes, et enfin quelques observateurs qu'il faut mettre soigneusement à part de ces derniers.

Les opérateurs vous diront tous que presque toutes les hernies étranglées des femmes sont des hernies crurales. Voilà le fait général, je l'admets : mais quelle en est la conséquence? tout simplement que les hernies crurales sont plus sujettes à l'étranglement que les autres. Est-il juste de conclure des hernies étranglées aux hernies simples? et parce que les exomphales, par exemple, s'étranglent fort rarement chez la femme et chez l'homme, dira-t-on que les exomphales sont très rares? Nous parlons des hernies simples et réductibles ; laissons donc là les calculs de ceux qui n'ont vu pour la plupart que des hernies dans un tout autre état.

Mais les bandagistes sont aussi d'accord que les hernies inguinales sont fort rares chez les femmes ; et cette fois leurs calculs ont bien trait à des hernies simples, comme nous les avons observées nous-même. Monnikoff, d'Amsterdam, sur 516 femmes hernieuses, n'en avait trouvé que 121 affectées de hernies crurales, contre 366 qui portaient des hernies inguinales, c'est-à-dire à peine 1 sur 4. Mathey, d'Anvers, sur un plus petit nombre à la vérité, était arrivé à des conséquences bien plus singulières : sur 79 femmes, en ôtant 29 exomphales, il lui restait 43 hernies crurales, et seulement 7 hernies inguinales, ou 1 sur 7.

Eh bien, ceci n'est rien encore, et ces calculs sont dépassés par ceux de la Société des bandages de Londres à un point qu'il serait difficile d'imaginer. Sur 1141 femmes hernieuses, il s'en trouvait 693 affectées de hernies inguinales ou crurales. Or, sur ce nombre les bandagistes anglais n'ont vu que 44 hernies inguinales contre 649 hernies crurales, ce qui ne fait pas même 1 sur 15.

Et d'abord, Messieurs, une simple réflexion : pensez-vous que d'Amsterdam à Anvers et à Londres il y ait une telle différence dans la constitution des femmes, dans la nature des travaux qui les exposent à telle hernie plutôt qu'à telle autre, pour expliquer l'énorme différence de ces trois résultats ? Vous ne sauriez le penser, ni moi non plus. Et cependant, chose étrange, jamais, jusqu'à présent, on n'a soulevé le moindre doute sur la valeur de ces chiffres ; ils flattaient l'opinion dominante, c'était assez pour être aveuglément admis.

Que peut-on cependant leur objecter ? tout simplement ceci, Messieurs : c'est que les bandagistes ne connaissent pas assez bien la nature et les rapports de chaque hernie pour être en état de porter un diagnostic différentiel suffisant. Vous avez vu ici même, au Bureau central, un bandagiste que nous pouvons mettre cependant au-dessus de la majorité de ses confrères, car depuis quarante années il a touché et réduit plus de 80 mille hernies ; car il a agi fréquemment sous le contrôle de chirurgiens ; car enfin il était docteur lui-même ; eh bien, vous l'avez vu jeter son diagnostic comme au hasard, rencontrant juste, par une sorte d'habitude ancienne, dans les cas les plus faciles, se trompant dans les cas difficiles ; et alors, par une sorte d'amour-propre bien concevable à son âge, s'entêtant dans son erreur, même quand le diagnostic était devenu clair pour chacun de vous. Ce sont aussi les bandagistes à qui l'on avait laissé malheureusement le traitement des prolapsus vaginaux comme celui des hernies, et qui ne voyaient et ne voient encore partout que des chutes de l'utérus !

Mais enfin il est des observateurs qui ont agi comme nous sur des hernies simples, et qui cependant ont encore soutenu la doctrine ancienne. Ainsi M. Nivet, interne fort distingué de nos hôpitaux, a examiné 146 femmes à la Salpêtrière ; et en retranchant 30 hernies ombilicales, il a trouvé 67 crurales, 40 inguinales et 9 hernies siégeant au pli de l'aine, mais de nature douteuse.

Voici d'abord un résultat bien éloigné des précédens, car cette fois les hernies inguinales forment plus du tiers de toute la masse des hernies de l'aine. Le travail de M. Nivet avait été entrepris à une époque où déjà j'avais combattu l'opinion ancienne ; l'auteur dit même en commençant que son but avait d'abord été de vérifier ce qu'il fallait croire sur cette question ; et vous voyez qu'il a donné tort à tout le monde. Tort à tous les calculs précédens, car il a trouvé incomparablement plus de hernies inguinales qu'il n'était permis de le croire ; tort à mes propres calculs, car j'étais et je suis encore d'avis *que les hernies inguinales sont plus communes chez les femmes que les crurales.*

Comment donc m'expliquer ce chiffre contraire ? J'ai cherché d'abord si l'âge des femmes observées par M. Nivet ne rendrait pas compte de la fréquence des hernies crurales qu'il avait rencontrées ; car, au Bureau central, nous voyons une certaine quantité d'enfans et de jeunes filles qui n'ont presque jamais que des exomphales ou des hernies inguinales. Mais l'observateur ayant eu soin de noter l'âge d'apparition des hernies, à partir de l'âge de quinze ans les crurales prédominaient toujours sur les inguinales ; et d'ailleurs ici, au Bureau central, en ôtant même cette période des vingt premières années de la vie, je trouvais toujours plus de hernies inguinales. Alors je me demandai si en vérité le diagnostic avait dû être bien saisi toujours ; et quand nous traiterons de la hernie crurale, je vous ferai voir, Messieurs, tout ce qu'il y a d'incomplet et de sujet à erreur dans les signes diagnostiques donnés par les auteurs et par M. Nivet lui-même. Je ne pouvais d'ailleurs sortir de ce dilemme : ou je m'étais trompé, ou il s'était trompé. Mais en quatre années, j'avais répété mes premières observations sur plus de 500 femmes ; et dans les séances auxquelles vous avez assisté, je vous ai fait voir de vos yeux et constater de vos mains que les hernies inguinales sont plus communes même chez les femmes âgées que les crurales. D'une autre part, ce serait une trop facile manière d'éluder une difficulté, que d'accuser d'erreur un observateur consciencieux, uniquement parce qu'il lui a manqué quelques données pour le diagnostic ; l'erreur est bien ainsi démontrée possible ; mais non pas réelle. Je ne sais, après tout, quelle est la condition des vieilles femmes de la Salpêtrière ; et je ne serai complètement satisfait que quand j'aurai répété les essais de M. Nivet sur son terrain même, c'est-à-dire que je veux, quand j'en aurai le temps, passer à mon tour en revue les hernieuses de la Salpêtrière (1).

Enfin, j'ai laissé pour la dernière l'autorité sans contredit la plus puissante, celle de M. J. Cloquet. Sur 457 hernies examinées sur le cadavre, et conséquemment cette fois sans erreur possible, 121, crurales ou inguinales, appartenaient à des femmes ; et il n'y avait que 42 inguinales. Vous voyez du moins, Messieurs, qu'en vous apportant ici des opinions que plusieurs n'ont pas manqué de

---

(1) Dans le nouveau cours sur les hernies qu'il a professé cet été, M. Malgaigne a donné les résultats de cette revue qu'il avait passée en effet avec toutes les précautions nécessaires. Une partie des femmes fut examinée en présence de M. Manec et de ses élèves, et toutes en présence de M. Guiton, interne de M. Manec, qui professait absolument l'ancienne opinion, et à qui, pour cette raison, M. Malgaigne fit vérifier le diagnostic dans tous les cas difficiles. Tout compte fait, il se trouva un tiers en plus de femmes ayant des hernies inguinales ; solution toute contraire à celle de M. Nivet.

qualifier de paradoxales, je ne cherche pas du moins à affaiblir les argumens des opinions contraires, je les rapporte tous dans leur intégrité ; je discute seulement leur valeur réelle ; en sorte que vous avez sous les yeux toutes les pièces du procès, et que vous pouvez juger en connaissance de cause. Et maintenant, que puis-je opposer au tableau de M. J. Cloquet?

Certes, ce que je vais vous dire vous semblera étrange au premier abord ; mais cela est ainsi pourtant ; c'est que le tableau de M. Cloquet, dressé d'après des autopsies, n'a pas une légitime valeur d'application aux hernies observées sur le vivant. En d'autres termes, si M. J. Cloquet avait examiné vivantes toutes les femmes qu'il a disséquées, il aurait à peu près retrouvé toutes les hernies inguinales; il eût certainement méconnu beaucoup des hernies crurales. Il y a une de ses observations où il décrit un sac herniaire crural *dont la cavité pouvait contenir tout au plus un pois* ; un autre a cinq lignes de profondeur, un autre six lignes, etc. En un mot, M. J. Cloquet a compté, et il devait le faire, un assez grand nombre de hernies crurales ou commençantes ou effacées, et tellement petites qu'elles sortent tout-à-fait du cadre des descriptions classiques de la hernie crurale ; et que sir A. Cooper, qui en a le premier écrit, si je ne me trompe, dans un traité dogmatique, ne donne aucun signe pour les reconnaître, et déclare que dans les cas d'étranglement il a plus d'une fois tenté l'opération au hasard et seulement pour arriver au diagnostic. Vous voyez donc qu'il s'agit, dans le tableau de M. J. Cloquet, de faits d'un autre ordre que ceux sur lesquels les chirurgiens ont établi l'opinion que je combats; et c'est aussi à raison de cette différence dans les moyens d'investigation que M. J. Cloquet a trouvé tant de hernies crurales chez les hommes, où généralement elles passent pour si rares. M. Cloquet en compte 55 sur 307 hernies ; ou mieux encore 55 pour 247 hernies inguinales, approchant du quart. C'est encore ainsi qu'il a trouvé sur 457 hernies 10 hernies du trou obturateur, ce qui est plus qu'il n'en existe d'observations dans toutes les annales de la science.

Une première conséquence de tout ceci, c'est que le diagnostic des hernies sur le vivant est bien peu avancé, puisqu'il en est un si grand nombre que nous sommes exposés à méconnaître. Déjà, pour les hernies inguinales, je vous ai fait voir nombre de fois, sur le vivant, ces premiers indices de la hernie que les auteurs avaient passés sous silence ; et j'espère, pour les hernies crurales, vous donner des signes pathognomoniques de ces petites hernies que sir A. Cooper jugeait si difficile de reconnaître. J'augmenterai donc, pour vous, le nombre des hernies crurales perceptibles sur le vivant ; et cependant, comme je ne peux pas abdiquer ma propre expérience pour celle d'autrui, je vous dirai encore, et d'une manière qui laissera aux observations des autres toute leur valeur, que, jusqu'à présent, j'ai constamment trouvé les hernies inguinales plus fréquentes chez la femme que les hernies crurales.

Les chiffres que j'avais recueillis en octobre et novembre 1835, établissaient une différence au-delà de tout ce que vous pourriez croire. Notez d'abord que je recueillais alors les observations sans aucune opinion préconçue, et que ce n'est que plus tard, en les additionnant, que j'ai trouvé le résultat que je vais vous dire, et qui m'avait moi-même effrayé. Sur 62 femmes affectées de hernies dans l'aine, 54 portaient des hernies inguinales, 7 des crurales, 1 à la fois une inguinale et une crurale. C'était une disproportion énorme et que je n'ai jamais retrouvée depuis. En accuserons-nous une série spéciale, comme il peut, en effet,

12

s'en rencontrer quand on agit sur de si petits nombres ? La chose est possible. Cependant, Messieurs, je vous dirai nettement ma pensée à cet égard, et après avoir fait le procès aux autres, je ne reculerai pas lorsqu'il s'agira de moi-même. Je doute de ces résultats comme je doute de ceux de M. Nivet, et par la même raison, parce que je n'avais alors que les moyens de diagnostic vulgaires, et que je les ai reconnus insuffisans. Tout ce qu'il me reste de démontré par ces chiffres, c'est que les hernies crurales devaient être cependant en assez petit nombre, attendu que je mettais tous mes soins à les reconnaître, et que je ne saurais supposer que je me suis trompé dans la moitié des cas. Mais du moins ceci m'a donné l'éveil ; je suis revenu en 1836, en 1837, en 1838, en 1839, examinant, vérifiant, complétant mes moyens de diagnostic ; et c'est après cette longue série d'épreuves que j'ai pu vous dire au commencement de ce cours : *Vous verrez plus de hernies inguinales que de crurales chez les femmes*, avec la certitude de ne pas être démenti par les faits.

Passons maintenant aux prédispositions et aux causes déterminantes de ces hernies.

Les jeunes filles nouvellement nées y sont plus exposées qu'à toute autre espèce de hernie, ce qui est dû à la présence du diverticulum du péritoine dans leur canal inguinal, connu sous le nom de *canal de Nuck*. Mais ce canal est toujours beaucoup plus étroit que chez les enfans mâles ; aussi, même à cet âge, les filles offrent à peine le quart des hernies inguinales des garçons. Cette proportion semble augmenter un peu dans la deuxième année de la vie, et se maintenir dans les trois et quatre années suivantes ; mais nous n'avons pas de chiffres assez considérables pour l'affirmer d'une façon positive. Ce qui est certain, c'est qu'elles se produisent de plus en plus rarement jusqu'à l'âge de vingt ans ; bien qu'elles fassent presqu'à elles seules, dans cette période, la totalité des hernies des femmes ; car, passé la première année de la vie, les exemples sont très rares, et les hernies crurales le sont encore plus avant la vingtième année. Passé cet âge, elles entrent en concurrence avec les autres, mais les inguinales gardent toujours la prédominance, et il ne m'a point paru qu'il y eût une époque où les crurales l'emportassent pour le nombre.

Dirai-je que la grossesse a quelque influence de ce genre? Il serait fort difficile d'en apporter la preuve. La grossesse dispose bien aux hernies crurales ; mais elle dilate autant les anneaux inguinaux, et avec d'autant plus de facilité que l'anneau interne est fort long-temps entretenu ouvert par le canal de Nuck ; et, en thèse générale, il y a, dans une époque donnée de la vie, encore au moins autant de hernies inguinales chez des femmes qui ont été enceintes que de hernies crurales.

La grossesse est la plus grande prédisposition des femmes aux hernies, mais à toutes les espèces de hernies. Quant aux professions, à la taille, à toutes les circonstances que nous avons étudiées chez l'homme, elles se perdent toutes dans cette grande prédisposition qui absorbe, ou du moins qui masque leurs influences spéciales. L'hérédité seule agit sensiblement, ainsi que nous l'avons dit pour les hommes.

Toutefois, il ne faudrait pas s'imaginer que les hernies se font plus facilement chez la femme. Leur moindre nombre déposerait déjà contre cette induction ; mais, de plus, quel qu'ait été le nombre des enfans, il faut presque toujours, de même que chez l'homme, un effort particulier pour déterminer les hernies, et les hernies spontanées ne sont pas plus communes dans l'un que dans l'autre sexe.

Les phénomènes sont les mêmes que chez l'homme, du moins pour les trois premiers degrés ; ainsi, on peut suivre chez la femme la première *pointe*, la hernie *interstitielle* et le *bubonocèle*. Mais au dernier degré, la hernie emplit la grande lèvre et prend le nom de hernie *inguino-labiale*, ou plus simplement *labiale*. Généralement elle n'acquiert pas alors aussi souvent un volume aussi considérable que l'oschéocèle de l'homme ; mais j'ai vu plus d'une fois de ces hernies labiales atteindre le volume d'un œuf de cane; et une fois j'ai vu la tumeur descendre jusqu'à la moitié de la cuisse.

Les symptômes généraux, les réactions sur la digestion, la respiration, etc., sont les mêmes que dans l'autre sexe. Mais les lésions locales sont bien moins graves ; à part le poids de la tumeur et la distension de la grande lèvre, il n'y a guère à noter qu'un état variqueux des veines ambiantes. J'ai vu deux ou trois fois la grande lèvre transformée en un peloton de veines noueuses et entrelacées ; mais cela est beaucoup plus rare qu'on ne serait porté à le croire.

Le traitement, soit palliatif, soit curatif, ne saurait varier. Sans doute, si l'on a recours à des opérations sanglantes, il y a ici moins de danger ; mais nous écartons ces moyens extrêmes, et nous ne parlons que de l'application des bandages. Je n'ajouterai qu'une remarque à ce qui a été dit à cet égard pour l'autre sexe : c'est que vous trouverez souvent chez les femmes les épines pubiennes très saillantes en avant, conséquemment comprimées durement sous les pelotes, quand la nature de la hernie vous obligera à étendre la compression jusque-là; et c'est une difficulté qu'on ne peut vaincre quelquefois qu'en ménageant dans la pelote une dépression spéciale qui reçoive cette épine, et annulle ou au moins pallie beaucoup la compression.

QUINZIÈME LEÇON.

DE LA HERNIE CRURALE.

Nous avons maintenant à aborder l'histoire d'une hernie qui compte à la fois parmi les plus communes et les moins connues; je veux parler de la hernie crurale. Il serait curieux de tracer pas à pas son histoire, de constater sur quelles fragiles bases elle repose pour beaucoup de points, et de quelle date récente sont les points enfin un peu éclairés; et si l'objet tout pratique de ce cours ne me permet pas de m'étendre sur cette matière autant que je le voudrais, du moins vous en dirai-je assez pour exciter quelquefois votre surprise et éveiller votre attention.

Il faut, avant tout, rappeler en peu de mots la disposition des parties que traverse la hernie. Entre l'épine iliaque et l'épine pubienne, l'os iliaque est creusé d'une large échancrure convertie en une large ouverture par le ligament de Poupart. Cette ouverture est d'abord réduite de moitié, à l'état frais, par les muscles psoas et iliaque, qui occupent tout l'espace qui est en dehors de l'éminence iléo-pectinée; ils sont recouverts par l'aponévrose iliaque, qui, s'étendant du ligament de Poupart à l'éminence indiquée, forme ainsi la paroi externe de l'ouverture restante. Celle-ci est encore rétrécie en dedans par le ligament de Gimbernat; en sorte que, tout bien considéré, il reste, pour ce qu'on appelle l'anneau crural, un orifice d'environ un pouce et demi de largeur, sur une hauteur moitié moindre. Cet anneau est traversé en dehors par l'artère et la veine crurale; il est bouché en dedans par un ganglion lymphatique et une lame celluleuse appelée *septum crural.*

La hernie crurale traverse cet anneau; mais, de nos jours même, on n'est pas d'accord sur le trajet qu'elle parcourt ensuite. Les uns veulent qu'il n'y ait qu'un simple anneau, et qu'après l'avoir franchi la hernie se trouve sous la peau; les autres, Scarpa en tête, admettent un canal, mais qui serait si court, qu'en vérité il n'en mériterait pas le nom; et, dans cette opinion, l'orifice inférieur du canal serait constitué par la fosse ovale. Enfin, Hesselbach, sir A. Cooper et M. J. Cloquet, ont démontré que cette prétendue fosse ovale n'offrait une ouverture que parce qu'on l'avait faite avec le scalpel; qu'elle était bouchée dans l'état normal par un feuillet de l'aponévrose *fascia lata*, feuillet mince, à la vérité, et criblé de petits trous, d'où lui vient le nom de *fascia cribriforme*; et qu'ainsi le canal crural s'étend jusqu'à l'endroit où la veine saphène externe pénètre sous ce fascia cribriforme pour se jeter dans la veine crurale.

J'ai dû rappeler rapidement ces choses, parce qu'elles ne sont ni généralement connues, ni généralement admises, et que cependant ceux qui les ignorent ou les méconnaissent ne sauraient ni comprendre, ni expliquer la marche, les phénomènes et les variétés de la hernie crurale.

Mais une fois ces données anatomiques bien établies, l'histoire de cette hernie va devenir aussi claire pour vous que celle de la hernie inguinale. Ainsi, d'abord les viscères dépriment ou écartent le septum crural; c'est *la pointe* ou le premier degré, dans lequel la hernie est pour ainsi dire encore sous l'anneau : je vous en ai montré des exemples ; mais, d'ailleurs, je reviendrai tout à l'heure sur son diagnostic. Dans un degré plus avancé, la hernie se loge dans le canal, dont elle repousse en avant la paroi antérieure ; ce degré répond presque absolument à la hernie inguinale interstitielle, et pour la distinguer des autres sans inventer de mots nouveaux, je l'appelle *hernie crurale interstitielle.* Enfin la hernie sort du canal, et peut être appelée alors *hernie complète* ; mais elle ne sort pas toujours par le même endroit, et de là des variétés fort importantes. En général, elle se fait jour par un trou du fascia cribriforme voisin du ligament de Poupart, immédiatement au-dessous du repli falciforme de la prétendue fosse ovale. D'autres fois elle parcourt tout le canal, et émerge par l'orifice de la veine saphène. D'autres fois enfin, après avoir dilaté le canal, elle sort à la fois par plusieurs trous du fascia cribriforme ; et Hesselbach a disséqué un cas de ce genre jusqu'à présent unique, dans lequel la hernie émergeait par cinq trous à la fois.

Voilà une idée nette et précise des principaux degrés et des principales variétés de la hernie crurale, autant qu'on peut les saisir sur le vivant ; jetons donc un coup d'œil en arrière, pour voir comment cette hernie a été comprise au dix-huitième siècle.

Et d'abord, Messieurs, qu'attendriez-vous de chirurgiens qui non-seulement ne connaissaient pas le canal, mais qui n'avaient même que les idées les plus erronées de la structure de l'anneau crural? Pour ce qui regarde le côté interne de cet anneau, formé par le ligament de Gimbernat, ce n'est qu'en 1793 que Gimbernat fit connaître ce ligament ; et quand Scarpa publia son premier mémoire sur la hernie crurale, il en ignorait encore l'existence.

Bassuel, en 1734, ayant fait des autopsies de sujets atteints de hernies crurales, prétendait avoir presque toujours trouvé le sac herniaire dans l'angle que forme le ligament de Poupart avec le pubis. En vertu de cette opinion assez générale, Heister recommandait dans le taxis de pousser la hernie du côté de la ligne blanche. Le côté externe de l'anneau n'était guère mieux connu ; Percival Pott écrivait que tout l'espace compris entre le ligament de Poupart et l'os iliaque était rempli par du tissu cellulaire, de la graisse et des glandes; et comme conséquence très logique, il professait que l'étranglement était bien plus rare dans cette hernie que dans la hernie inguinale. Le siége même de la hernie était assigné au hasard, et le plus souvent au rebours de la réalité ; Richter, qui fut un temps l'oracle de la chirurgie herniaire, la fait sortir d'ordinaire par l'angle interne, et quelquefois en dehors de l'artère fémorale, c'est-à-dire précisément dans les deux points où elle n'a peut-être jamais été observée. Du reste, il regardait comme une de ses variétés la hernie inguinale encore enfermée dans le canal ; et c'était là aussi une opinion professée par plusieurs chirurgiens célèbres. Et pour clore cette triste énumération, Sabatier faisait sortir la hernie au-devant des muscles psoas et iliaque et des vaisseaux cruraux.

Lorsque les chefs et les maîtres de la chirurgie s'égaraient de cette façon, est-il étonnant que les bandagistes aient commis tant d'erreurs du diagnostic, et comprenez-vous maintenant pourquoi ils trouvaient si peu de hernies inguinales chez les femmes ? Ajoutez que la séméiologie était fort mal traitée, et ne pouvait l'être mieux ; et il faut arriver en quelque sorte jusqu'à notre époque pour trouver quelques tentatives touchant le diagnostic différentiel de la hernie crurale et de la hernie inguinale.

Sabatier même n'en dit pas un seul mot, et voici comment cette lacune a été réparée dans l'édition faite sous les yeux de Dupuytren.

D'abord il déclare que ce diagnostic est assez facile. Quels sont cependant les signes caractéristiques? La hernie crurale est moins volumineuse que l'inguinale; elle est arrondie et globuleuse; au lieu de se porter vers le scrotum ou la grande lèvre, elle reste au pli de l'aine; si elle prend une forme ovalaire, c'est dans le sens de ce pli; enfin, son pédicule est plus profond que celui de la hernie inguinale. J'extrais ceci de la dernière édition, à la date de 1832.

Il semble, en vérité, que Dupuytren n'ait cru avoir à distinguer la hernie crurale que de l'inguinale au troisième ou au quatrième degré; et alors, Messieurs, il ne fallait pas dire que le diagnostic est assez facile, mais qu'il était presque impossible de tomber dans l'erreur. Encore a-t-on oublié cependant le meilleur moyen, qui consiste à refouler avec le doigt la peau du scrotum ou de la grande lèvre, et à chercher l'anneau inguinal, car s'il est libre et ouvert, évidemment il n'y a pas de hernie inguinale qui le traverse. Mais, ainsi que vous avez pu voir, ce n'est pas là que gît la difficulté, et il s'agit surtout de distinguer les hernies crurales des inguinales interstitielles.

Sir A. Cooper a essayé d'établir ce diagnostic, et il a donné les deux caractères suivans :

1° Dans la hernie inguinale le collet est situé *au-dessus* de l'épine du pubis, tandis que dans la hernie crurale il est *au-dessous et en dehors*;

2° Si, dans la hernie crurale, on tire le sac en bas, on peut reconnaître au-devant de ce collet le trajet de l'arcade crurale.

Vous remarquez d'abord que le deuxième caractère n'est

applicable que quand le sac herniaire est mis à nu par l'opération ; il ne reste donc que le premier. Or, nous avons eu de nombreuses occasions de vous montrer sur nos hernieux combien peu ce caractère mérite de confiance. Vous avez vu que fréquemment le collet de la hernie inguinale, appuyant sur le pilier inférieur affaibli, éraillé, se trouve au-dessous de l'épine pubienne ; c'est dans ces cas que le doigt appuyant sur la partie inférieure de l'anneau, arrive jusqu'au pubis sans trouver de saillie tendineuse intermédiaire, et que l'anneau semble devenu osséo-fibreux. Qu'est-ce donc maintenant que cette double circonstance attribuée au collet de la hernie crurale, située *au-dessous et en dehors* de l'épine pubienne ? Cela veut-il dire que le collet de la hernie inguinale est situé en dedans de l'épine ? Mais, le plus ordinairement il est simplement au-dessus, inclinant plutôt en dehors qu'en dedans, et dans un très grand nombre de cas il est tout à fait en dehors. Ainsi ce dernier moyen de diagnostic nous échappe, et puis d'ailleurs il semble encore que sir A. Cooper ait oublié les hernies inguinales interstitielles, qui sont toujours en dehors de l'épine du pubis.

M. Amussat, si je ne me trompe, a pensé trouver un meilleur guide dans la précaution suivante ; il reconnaît d'une part l'épine pubienne, de l'autre l'épine iliaque antéro-supérieure ; en supposant une ligne droite étendue de l'une à l'autre, toute hernie située au-dessus de la ligne sera inguinale, et au-dessus crurale.

Mais combien de fois devant vous n'ai-je pas figuré cette ligne, en vous montrant en dessous d'elle des hernies inguinales interstitielles ou autres ? C'est qu'en effet le ligament de Poupart ne décrit pas toujours une ligne droite ; il est affaissé, déprimé par la hernie, ou par toute autre cause, et spécialement par les nombreuses grossesses ; et la ligne droite figurée à sa place est plus propre à augmenter le nombre des erreurs de diagnostic qu'à les diminuer.

Enfin, M. Nivet, avant de commencer ses recherches sur les femmes de la Salpêtrière, a senti le besoin de donner une base solide à ses opérations, et avant tout d'assurer son diagnostic. Voici le moyen auquel il s'est fié : *Chercher avec le doigt indicateur l'épine du pubis, et remonter de là vers l'épine iliaque en suivant toujours le ligament de Fallope.* Toute hernie située au-dessus du ligament sera inguinale, et au dessous, crurale.

Certes, il n'y a rien à objecter à ce moyen, sinon la difficulté de le mettre en pratique. Mais si le ligament est lâche et flasque, ce qui arrive surtout chez les femmes multipares, comment ferez-vous pour le suivre ? Ne risquerez-vous pas de prendre pour lui le pilier supérieur, toujours plus tendu ? ou si vous évitez cette erreur, ne resterez-vous pas sans guide, cherchant ce ligament qui se dérobe à vos doigts ? Aussi M. Nivet ajoute-t-il à ce premier moyen un autre, et l'un des plus mauvais de tous : il s'assure que l'anneau inguinal est libre. Mais, bon Dieu ! il est toujours libre dans la hernie inguinale purement interstitielle ! Du reste, M. Nivet a reconnu lui-même que son moyen était infidèle dans quelques cas, et il est des hernies dont il n'a pas osé fixer la nature. Je suis loin de l'en blâmer, et je ne prétends pas moi-même que le diagnostic soit toujours facile ; mais je crains qu'il ne se soit trompé plus souvent qu'il ne l'avait espéré.

Ce sont là, Messieurs, tous les moyens indiqués jusqu'à nos jours, et les seuls qui fussent en mon pouvoir lorsque je commençai mes recherches sur les hernies. Je n'en excepte pas même celui de M. Nivet, bien qu'il n'ait été publié que plus tard ; je pense que dans tous les cas un peu difficiles, il a dû venir à l'idée de tout chirurgien instruit, et je l'avais essayé pour ma part; mais j'y avais renoncé à cause des cas nombreux où il m'était impossible de retrouver dans toute son étendue cette saillie du ligament de Poupart.

Voici maintenant, Messieurs, les moyens de diagnostic auxquels je me suis arrêté dès 1836, et qui, je l'espère, sont de nature à échapper à toutes les objections.

DIAGNOSTIC DIFFÉRENTIEL DES HERNIES CRURALES ET INGUINALES.

Supposons d'ailleurs l'un des cas les plus difficiles. Il y a une tumeur vers le milieu du pli de l'aine, cependant un peu plus rapprochée du pubis; cette tumeur a tous les caractères d'une hernie; elle fait saillie quand le sujet tousse; elle rentre par la pression, et sa rentrée est si subite qu'on ne peut distinguer le point par lequel elle est rentrée; de même elle ressort si brusquement qu'on ne peut suivre son trajet. L'anneau inguinal externe est libre, mais il semble être dans la direction de la hernie; si l'on tire une ligne droite de l'épine pubienne à l'épine iliaque, la tumeur est en dessous, ou bien encore cette ligne coupe la tumeur par la moitié; si l'on veut suivre le ligament de Poupart à partir de l'épine pubienne, il est flasque, difficile à sentir, et paraît au surplus se porter vers le milieu de la tumeur, au niveau de laquelle il est absolument impossible de le sentir. C'est bien là, si je ne me trompe, un cas qui défie tous les moyens indiqués jusqu'à présent.

Vous ferez rentrer la hernie; vous reconnaîtrez avec l'indicateur droit les battemens de l'artère crurale, et, appliquant la pulpe du doigt au côté interne de cette artère, vous appuierez jusqu'à ce que vous sentiez le pubis. Quelquefois, chez les sujets maigres, du même coup vous sentirez l'anneau crural ouvert, circonscrit en avant par un ligament tendu (le ligament de Poupart), en arrière par le pubis, en dehors par l'artère crurale dont vous sentez les battemens contre la partie latérale de votre doigt; dès-lors il n'est pas nécessaire d'aller plus loin; jamais, à l'état normal, le doigt ne peut ainsi pénétrer dans l'anneau crural. Mais, supposez un sujet gras, une hernie petite, et l'anneau trop profond et trop étroit pour admettre ainsi le doigt, vous appuyez sur le pubis, en sentant battre l'artère au côté externe, et vous faites tousser le malade. Si le doigt est repoussé et que la hernie ne fasse cependant pas saillie à l'extérieur, c'est une hernie crurale; si le doigt n'est pas repoussé et que la hernie fasse saillie au-dessus, c'est une inguinale. Il arrive quelquefois que la hernie inguinale fait saillie au-dessus du doigt et en même temps lui communique une impulsion; il se pourrait alors de deux choses l'une : ou bien que la hernie fût inguinale, et eût tellement distendu et éraillé la gouttière du canal inguinal dont le ligament de Poupart fait partie, que l'impulsion fût transmise au-dessous de ce ligament; ou bien que ce fût une hernie crurale qui aurait distendu et rejeté en avant le ligament de Poupart et une petite partie de l'aponévrose du grand oblique, et qui fît ainsi cette saillie au-dessus de l'anneau que vous interceptez. J'ai vu ces deux cas, et je ne suppose rien qui ne soit en réalité. Alors, tandis que l'indicateur droit bouche l'anneau crural, placez en travers à trois lignes au-dessus le pouce de la main gauche, et faites tousser le malade en retirant lentement l'indicateur. Si c'est une hernie inguinale, elle sera maintenue et rien ne sortira; si c'est une crurale, elle sortira comme à l'ordinaire, et le diagnostic sera complet.

En un mot, le diagnostic différentiel de ces deux hernies ne pouvait se tirer que de deux choses : de la structure différente des anneaux et de leur position différente.

Quant à la structure, dès que le doigt introduit dans un anneau reconnaît exactement l'os pubis en bas, le ligament de Poupart en haut, et sent battre l'artère à son côté externe, il est sûr d'être dans l'anneau crural.

Quant à la position, l'anneau inguinal interne est toujours à quelques lignes au-dessus du ligament de Poupart, l'anneau crural toujours au-dessous.

Mais alors, direz-vous, que devient donc cette difficulté mise en avant tout à l'heure de sentir le ligament de Poupart quand il est flasque et relâché ? Faites attention à une chose : si vous cherchez ce ligament d'avant en arrière, il se déprime sous vos doigts et va se confondre avec les parties plus profondes où la saillie se perd absolument. Mais en le cherchant de dedans en dehors avec le doigt introduit dans l'anneau crural, supposez-le aussi flasque que possible, nous le soulevons du côté de la peau, nous arrivons à le tendre autant que nous voulons, et nous rendons la saillie plus manifeste même que dans l'état normal.

Vous m'objecterez encore : Mais il y a des cas où l'anneau inguinal externe est tellement éraillé que le doigt qui y plonge peut arriver jusqu'à l'artère iliaque externe dont on sent alors les battemens au côté externe ; d'une autre part, le ligament de Poupart affaissé laisse le doigt arriver jusque sur le pubis ; et enfin, en reportant la pulpe du doigt en haut, elle est arrêtée par le pilier supérieur qui donne la même sensation que le ligament de Poupart ; et l'on a ainsi les trois caractères réunis assignés à l'anneau crural.

Cela est vrai, mais jusqu'à un certain point seulement. D'abord tout cela n'arrive que dans les cas de hernie volumineuse, devenue scrotale chez l'homme, ou labiale chez la femme ; et il n'y a alors aucune difficulté de diagnostic. Mais si pourtant, dans un cas exceptionnel, une hernie inguinale passant à travers les anneaux ainsi éraillés, faisait saillie au pli de l'aine, vous sauriez que l'anneau inguinal externe se reconnaît toujours à deux caractères indélébiles : 1° à sa partie interne on sent l'épine pubienne ; 2° à sa partie la plus externe, le doigt ne peut plus atteindre le pubis, et sent toujours le ligament de Poupart. Ce n'est en effet que près de l'épine pubienne, où il est plus rapproché de l'os, qu'il peut s'affaisser jusqu'à laisser disparaître sa saillie, et laisser le doigt arriver sur le pubis ; mais vers le milieu de l'arcade, il en est trop éloigné ; et bien que j'aie vu deux ou trois cas de hernie inguinale où l'éraillement des anneaux permettait l'entrée de quatre doigts de front, même alors le ligament de Poupart se reconnaissait facilement à la partie la plus externe de cette large brêche ; et c'est à peine si l'on conçoit la possibilité qu'il en soit autrement.

Mais encore, dira quelqu'un, si la hernie est irréductible ? Le cas est plus difficile. Je n'ai vu qu'un seul exemple de ce genre dans lequel la hernie étant irréductible, les caractères fussent tels d'ailleurs que je les ai indiqués, et la confusion véritablement possible. C'était sur un cadavre ; j'essayai de porter l'indicateur par dessous la hernie jusqu'à son origine, et j'arrivai ainsi directement sur le pubis, à peu près vers le milieu de l'espace compris entre l'épine iliaque et l'épine pubienne. Je diagnostiquai une hernie crurale, et l'autopsie me donna raison.

Enfin, il est des cas plus difficiles encore, où la hernie crurale se faisant jour à travers quelque pertuis étroit du *fascia cribriforme*, s'étrangle là et ne permet pas au doigt d'arriver jusqu'au pubis. Alors je conçois que l'on puisse quelquefois se trouver embarrassé; et cependant il est des signes auxquels, du moins dans la grande majorité des cas, vous pourrez reconnaître, presque au premier coup-d'œil, une hernie crurale. Mais ces signes se tirent de l'étude spéciale de chacune des variétés de cette hernie, et le temps ne nous permet pas d'aborder ce sujet aujourd'hui. Il fallait avant tout bien établir les bases sur lesquelles nous édifierons l'histoire de ces hernies ; nous assurer, puisque nous devions les étudier sur le vivant, que nous étions capables de les reconnaître ; car si dans les observations que j'aurai à analyser pour étudier les causes, les symptômes et le reste, le diagnostic était resté douteux, quel fonds auriez-vous pu faire sur les déductions qu'on en aurait tirées ? Maintenant, au contraire, notre point de départ est bien assuré; nous pourrons marcher avec confiance, et sans être à chaque pas arrêtés par les discussions dans lesquelles nous sommes entrés aujourd'hui.

SEIZIÈME LEÇON.

DES CAUSES DE LA HERNIE CRURALE.

Les causes de la hernie crurale se partagent, comme les autres, en prédisposantes et efficientes.

Des causes prédisposantes appellent d'abord l'attention. Bien certainement les femmes y sont plus prédisposées que les hommes : voilà pour le sexe. Certainement encore, l'enfance et la jeunesse, jusque vers l'âge de vingt ans, en offrent très peu d'exemples, tandis qu'à partir de vingt ans jusqu'à l'extrême vieillesse, la prédisposition est, à peu de chose près, la même. Sur une série de quatorze hernies crurales observées chez l'homme, une seule datait de l'enfance, au dire du malade, et je n'en ai pas encore observé d'autre exemple.

3 de 23 à 28 ans.
3 de 35 à 39
3 de 42 à 48
1 de 50
3 de 60 à 68

Pour les femmes, je me servirai des chiffres de M. Nivet, qui sont plus considérables que les miens, tout en rappelant les réserves déjà faites touchant le diagnostic. Il a donc noté, pour 65 hernies crurales :

1 venue avant 15 ans.
11 de 15 à 30 ans.
18 de 30 à 45
16 de 45 à 60
15 de 60 à 75
4 de 75 à 85

Il ajoute qu'il en a rencontré 5 survenues chez des filles n'ayant jamais eu d'enfans, et âgées de moins de vingt ans. Cette proportion me paraît bien forte, relativement à ce que j'ai eu occasion d'observer ; car depuis cinq années que j'observe les hernies au Bureau central, je n'ai pas encore vu une seule femme atteinte de hernie crurale avant cet âge de vingt ans. Sir A. Cooper en cite un cas chez une jeune fille de sept ans, un sur une autre fille de dix-neuf ans, et enfin un troisième chez un garçon de onze ans. Tenez donc pour certain que ce sont là des exceptions extrêmement rares.

Les professions ne paraissent pas avoir ici d'influence ; mais il y a chez les femmes une condition qui aide beaucoup au développement de la hernie : je veux parler des grossesses multipliées. M. Nivet a étudié cette cause sur toutes ses malades, qu'elles eussent des hernies crurales, inguinales ou ombilicales, ce qui nous empêche de recourir cette fois à ses tableaux. Mais vous avez vu les hernies crurales affecter principalement des femmes qui avaient eu plusieurs enfans ; et cela aurait pu être prévu d'avance, en considérant qu'avant l'âge de vingt ans ces hernies sont excessivement rares, et que cet âge est celui où les femmes se marient pour la plupart. Du reste, les grossesses antérieures ne sont pas une condition essentielle; et, par exemple, sur les huit femmes de mes tableaux de 1835, une avait été atteinte de hernie crurale à l'âge de quarante-sept ans, sans avoir jamais eu d'enfant.

Il faut même ajouter, si l'on compare le petit nombre des hernies crurales au nombre prodigieux de femmes qui font des enfans, que c'est là sans doute une prédisposition réelle, mais qu'elle est bien loin d'avoir l'importance qu'on serait tenté de lui attribuer. Il y a donc chez certains individus des prédispositions spéciales, puisque la grande majorité des sujets qui réunissent les autres prédispositions échappent cependant à ces hernies. Sir A. Cooper a pensé que chez les sujets avancés en âge, à part le relâchement plus considérable des aponévroses, le psoas et l'iliaque diminuant de volume, élargissaient l'anneau crural, et facilitaient ainsi l'issue de la hernie. Mais nous venons de voir que l'âge avancé n'exerce pas même sur la production de ces hernies une influence aussi grande que pour les hernies inguinales; et on les rencontre aussi bien chez les sujets robustes et riches en embonpoint que sur les autres. Il semblait assez rationnel aussi d'accuser une plus grande largeur de l'arcade crurale, déterminée par une plus grande largeur des hanches; or, ayant dirigé mon attention sur ce point, ni chez les hommes, ni chez les femmes je n'ai trouvé cette largeur constante, et la hernie crurale se fait très bien sur des sujets à bassins fort étroits.

Jusqu'ici, comme vous voyez, nos recherches n'aboutissent guère qu'à des résultats négatifs; peut-être aussi cela vient-il de la rareté de la hernie elle-même, qui n'a pas permis aux observateurs de recueillir une série suffisante de faits. Tandis que nous agissions sur des centaines d'observations pour les hernies inguinales, à peine dans le même espace de temps pouvions-nous recueillir quelques dizaines de faits relatifs aux hernies crurales ; encore n'ai-je pas eu le temps de collationner ces observations, et ne puis-je conséquemment faire usage de toutes, du moins pour les ranger en séries statistiques. Voyons si nous serons plus heureux pour les causes occasionnelles.

Ces causes, suivant A. Cooper, sont les mêmes que celles de la hernie inguinale ; toutefois, il n'en a jamais vu survenir par l'effet d'un coup, et pour rappeler ses expressions, il semble que cette hernie *ne puisse être que la conséquence d'une pression et d'une dilatation graduelle*. Nous aurions pu appliquer déjà une conséquence presque semblable à la hernie inguinale, puisque, malgré l'effort brusque auquel la plupart des malades rapportent leur hernie, elle se fraie graduellement un passage en passant par les divers états que nous avons signalés. Au contraire, pour la hernie crurale, si l'on s'en rapporte au dire des malades, on arriverait à une conclusion toute contraire à celle de sir A. Cooper, c'est-à-dire que la plupart rapportent la hernie à un effort, une chute ; quelques-uns même, contre l'opinion du chirurgien anglais, à un choc reçu sur l'abdomen ; et que la tumeur s'est montrée presque immédiatement. Bien plus, et sans que l'on puisse ici accuser un collet du sac comme dans les hernies inguinales de l'enfance, quelques malades racontent que la hernie s'est étranglée à l'instant de son apparition. Pour appuyer ceci sur quelques chiffres, je dirai que, sur la série de 14 hernieux du sexe masculin, toutes les hernies reconnaissaient une cause brusque et violente ; que, sur ma série des 8 femmes de 1835, deux seulement disaient que la tumeur avait apparu lentement, sans cause connue ; les 6 autres, une femme, âgée de 48 ans, n'ayant jamais eu d'enfant, avait eu sa hernie en soulevant un malade, et avait été prise immédiatement d'un étranglement tel qu'elle avait dû subir l'opération.

Et cependant, messieurs, je pense que l'étiologie d'A. Cooper est le plus souvent vraie; je pense que les malades se trompent ici comme dans la hernie inguinale, et plus souvent que pour la hernie inguinale ; et les dissections viennent au secours de l'observation sur le vivant, quoiqu'une observation attentive du vivant ne demeure cependant pas muette. Comment expliquer ceci ? Vous allez le concevoir.

Sur un assez bon nombre de cadavres, j'ai trouvé des hernies crurales au premier degré; et, pour quelques-uns dont j'ai pu savoir l'histoire, jamais aucun n'avait accusé de hernie. Sur le vivant, j'ai fréquemment recherché l'existence de ces *pointes crurales ;* et toutes les fois que je les ai rencontrées, j'ai eu beau interroger les malades, aucun ne se doutait qu'il y eut là seulement une menace de hernie. Donc, tant que la hernie crurale demeure à ce degré, elle reste inconnue aux malades ; bien plus, elle a déjà fait son nid dans le canal que beaucoup l'ignorent encore, comme cela arrive pour les inguinales interstitielles; et ce n'est donc que quand il y a une tumeur palpable à l'extérieur que pour eux il y a hernie. Or, chez la plupart, la hernie n'arrive au troisième degré que sous l'influence d'un effort violent, attendu que la pression continue et uniforme des viscères n'agit pas aussi directement et efficacement sur le canal crural que sur le canal inguinal ; dès lors, vous comprenez comment ils rapportent l'origine de leur hernie à une cause qui n'a fait qu'en précipiter le progrès ; et c'est ainsi encore que se produisent ces étranglemens subits, qui ne sont point dus au rétrécissement du col du sac herniaire. Cette déclaration étonnera peut-être ceux d'entre vous qui m'ont entendu professer qu'il n'existe pas d'exemple bien authentique d'étranglement par les anneaux inguinaux ou par l'anneau crural ; aussi, Messieurs, n'est-ce pas à l'anneau crural qu'alors est dû l'étranglement. Cet anneau est trop large, trop bien à l'abri de tout resserrement, pour produire un pareil phénomène; l'étranglement se fait alors par l'orifice, quel qu'il soit, du fascia cribriforme que la hernie vient de traverser, orifice dilaté par la violence, demeurant souvent fort étroit, et ayant de la tendance à revenir sur lui-même, parce qu'il n'est pas dans l'ordre physiologique qu'il demeure ouvert. C'est là un des faits les plus importans de l'histoire des étranglemens herniaires ; je n'en parle point par hypothèse, je l'ai rencontré sous mon bistouri; et vous comprenez toute sa portée, puisqu'alors le débridement peut se faire largement sans aucune crainte et presque dans tous les sens.

Loin de moi cependant l'idée que les étranglemens brusques se font tous par ce mécanisme. Fréquemment, la petite hernie crurale interstitielle méconnue existant depuis long-temps, le collet du sac a pu se rétrécir ; un jour arrive où un violent effort chasse à travers ce col rétréci une portion d'intestin un peu plus grande que de coutume, et l'étranglement a lieu. Vous trouverez souvent de ces faits dans les auteurs, mais mal racontés et restés incompris, parce que l'observateur manquait des données les plus importantes touchant l'histoire des hernies ; et, bien qu'il ne s'agisse pas ici de l'étranglement, notez cependant ces ressources de diagnostic :

« Si un malade qui jusque-là n'avait point accusé de
» hernie est brusquement affecté d'étranglement, et que
» la hernie soit à l'état d'interstitielle, c'est que la hernie
» existait méconnue depuis long-temps, et s'est étranglée
» au collet du sac.

» Si l'étranglement survient dans des circonstances sem-
» blables et que la tumeur fasse saillie à l'extérieur, très
» probablement il s'agit d'une hernie interstitielle qui s'est
» fait jour brusquement à travers le fascia cribriforme, et
» c'est celui-ci qui cause l'étranglement.

» Dans le premier cas, il est à craindre que le taxis forcé
» n'opère la réduction en masse ; dans le second, ce danger
» n'existe pas.

» Mais dans les deux cas, la striction est presque tou-
» jours excessive, et après des tentatives de taxis très ré-
» servées, je vous engage à passer à l'opération. »

Vous voyez que j'ai laissé quelque place pour les exceptions ; on a publié, en effet, un cas de hernie crurale à travers le ligament de Gimbernat ; mais tout cas rare déroge aux lois générales, et je ne m'occupe ici que de la généralité des cas.

Laissons ce sujet, sur lequel nous reviendrons en temps et lieu, et voyons à quels signes nous reconnaîtrons la hernie crurale.

DES SIGNES DES HERNIES CRURALES.

Dans le premier degré, la hernie ne fait à l'extérieur aucune saillie sensible à l'œil, hormis peut-être chez les sujets excessivement maigres, et je n'en ai point encore rencontré de ce genre. Le malade a beau tousser, faire des efforts, rien n'apparaît ; pour quiconque ne se sert que de ses yeux, il n'y a pas de hernie. Mais appuyez la pulpe de l'index ou du pouce immédiatement au-dessous de l'arcade crurale, au côté interne de l'artère, et faites tousser le malade ; vous sentirez le doigt repoussé par une impulsion venant du dedans, et vous proclamerez la hernie.

Maintenant toutefois, il faut établir que cette sensation indique un état anormal, que cet état anormal est une hernie et ne peut être qu'une hernie.

Quand, pour la première fois, j'essayai de reconnaître ces pointes crurales, je compris qu'il fallait m'assurer avant tout que les viscères, dans l'état naturel, ne donnaient pas d'impulsion au-dessous de l'arcade. Je fis un grand nombre d'expériences sur le vivant, telles que vous les avez répétées vous-même; c'est-à-dire que sur des sujets de tout âge, de tout sexe, grands ou petits, forts ou faibles, gras ou maigres, avec de hautes jambes et un petit abdomen, ou un vaste abdomen et des jambes courtes, j'essayai de reconnaître cette impulsion, et je ne pus l'obtenir que dans le plus petit nombre de cas. Mais ces cas n'étaient-ils pas eux-mêmes des exemples d'une disposition normale toujours, bien que différant un peu des autres ? Il arriva que chez le même individu, l'impulsion se sentait d'un côté et point de l'autre. Ce n'était pas encore là une preuve directe ; j'expérimentai sur le cadavre. Or, tout ceci a été répété assez de fois pour que je croie pouvoir ériger en loi la proposition suivante :

Tant que le péritoine ne s'enfonce pas à travers l'anneau crural, on ne sent pas d'impulsion à l'extérieur au-dessous de l'arcade crurale. Mais au contraire, quand je rencontrais sur un cadavre cet enfoncement, qui est le premier degré de la hernie, en plongeant le doigt dans le sac, je sentais à l'extérieur l'impulsion de ce doigt. Sur des sujets sains, après avoir constaté que nulle impulsion de ce genre n'était sentie, j'enfonçai le péritoine dans l'anneau; je créais ainsi un sac herniaire, et tout aussitôt l'impulsion extérieure était manifeste. Enfin, sir A. Cooper a écrit qu'il avait souvent trouvé sur le cadavre des hernies crurales des deux côtés qu'on n'avait pas soupçonnées pendant la vie; plus d'une fois sur le vivant, lorsqu'une hernie crurale très apparente avait existé depuis long-temps d'un côté, j'ai pu retrouver de l'autre la petite pointe commençante.

Notez ici cette différence capitale dans les moyens de reconnaître les pointes de hernies inguinales ou crurales. Pour les premières, je vous défends de vous servir du toucher, l'œil seul est capable de vous donner leur diagnostic ; pour les autres l'œil est impuissant, et c'est le toucher qui devient pathognomonique. C'est que l'une se fait dans un lieu proportionnellement superficiel, exposé aux regards, mais dans une région tellement soumise aux mouvemens imprimés par les viscères que, sans hernie, vous sentiriez partout contre le doigt une impulsion trompeuse; tandis que l'autre se fait dans une région profonde, inaccessible à la vue, et qui échappe dans l'état sain à l'impulsion des viscères abdominaux.

A son deuxième degré, la hernie crurale soulève le fascia cribriforme, elle frappe la vue comme une sorte d'empâtement de l'aine, et, durant la toux, on aperçoit une tumeur assez mal circonscrite, et qui se confond presque par sa circonférence avec les tégumens voisins. Sa forme est très variable ; tantôt elle est arrondie, comme hémisphérique ; quelquefois elle s'allonge de haut en bas dans le canal ; quelquefois enfin elle paraît allongée suivant le pli de l'aine, en sorte qu'on dirait qu'elle a déprimé la gouttière que fait le fascia-iliaca avec le ligament de Fallope en dehors de l'anneau crural, et qu'elle passe par dessus les vaisseaux.

J'ai indiqué dans la dernière séance les moyens de distinguer cette hernie de la hernie inguinale interstitielle ; il n'est pas besoin d'y revenir. Vous trouverez dans les auteurs une longue énumération de tumeurs de l'aine avec lesquelles on peut la confondre ; si elle était épiploïque et irréductible, je ne sais pas de moyen de la distinguer d'un bubon profond induré, hors peut-être les commémoratifs, qui fourniraient encore peu de ressource. Mais, à l'état réductible et formée par l'intestin, elle est quelquefois exactement imitée par une varice de la veine crurale siégeant au pli de l'aine ; et vous tomberiez dans de graves erreurs, si vous vous en fiiez aux moyens de diagnostic qui ont été proposés.

Voici les caractères communs des deux tumeurs. Une proéminence au-dessous de l'arcade crurale, au côté interne de l'artère, recouverte par le fascia cribriforme et conséquemment mal circonscrite.

Si le malade tousse, la tumeur augmente; elle diminue s'il respire lentement.

Le malade couché, la tumeur rentre; elle reparaît lorsqu'il se lève.

Enfin, on fait aisément rentrer l'une et l'autre par une légère pression.

On a fondé le diagnostic différentiel sur deux circonstances.

1° La hernie fait entendre en rentrant un bruit de gargouillement; il n'y a rien de semblable dans la varice.

Je ne sache rien de plus propre à induire en erreur que ce signe. D'abord, la hernie crurale interstitielle étant très petite, il est rare qu'elle fasse entendre du gargouillement; au contraire, quand on appuie la pulpe du doigt sur la varice, on est fréquemment frappé d'une sensation qui se rapproche beaucoup du gargouillement, et qui semble comme lui produite par le passage de bulles d'air mêlées à du liquide par un orifice très étroit. Ce phénomène dont il faut vous méfier, est très prononcé dans le cas de varices ; mais il existe même chez les individus qui sans aucune varice ont le système veineux un peu développé. Vous appuyez le doigt contre l'anneau crural ; si vous faites tousser le malade, au côté externe vous sentez ce bruissement particulier qui se passe manifestement dans la veine ; car si vous comprimez plus fort, l'artère donne encore ses battemens, mais le bruit disparaît ; et si vous comprimez moins, vous le reproduisez. Je dis *le bruit*, et en effet c'est une sensation difficile à définir autrement ; toutefois, comme en beaucoup de cas le gargouillement des hernies, la crépitation des fractures, il arrive bien plutôt par les doigts que par l'oreille.

2° Si l'on appuie le doigt sur l'anneau crural après avoir réduit la tumeur, et qu'on fasse tousser le malade, ou même qu'on attende simplement quelques instans, la tumeur reparaîtra s'il s'agit d'une varice, et ne reparaîtra pas s'il s'agit d'une hernie.

Cela est rationnel et tout-à-fait séduisant ; c'est le moyen que je vous ai donné pour distinguer sûrement la hernie inguinale du varicocèle, et il semble si naturel d'appliquer à la hernie crurale ce qui réussit si bien dans la hernie inguinale, que moi-même, dans les premiers temps, j'avais adopté et préconisé ce moyen : il est d'ailleurs utile dans certains cas. Si la varice est très volumineuse et se prolonge à deux ou trois pouces au-dessous du ligament de Fallope, elle reparaîtra, en effet, sous l'influence de la compression de l'anneau, et vous aurez gain de cause ; mais dans ces cas même, à peine s'il est besoin de recourir à cette épreuve. Mais quand la varice est en entier renfermée dans le canal crural et très rapprochée de l'arcade, vous avez vu vous-mêmes, sur un sujet très bien disposé pour cette expérience, ce qui arrive. Le doigt ne peut bien comprimer l'anneau crural qu'en enfonçant la peau qui se trouve ainsi fort tendue, et cette tension empêche invinciblement la varice de se dilater, au moins de manière à faire saillie à l'extérieur. Nous avons essayé de varier le mode de pression de manière à produire à la peau le moins de tension possible, et la varice s'aplatissait toujours. Comment donc sortir d'incertitude ?

Messieurs, par un moyen fort simple, on a jusqu'à présent essayé, avant toute épreuve, de refouler la tumeur dans l'abdomen ; comme la varice et la hernie obéissent également à cette impulsion, on n'en pouvait tirer de grandes lumières. Mais veuillez réfléchir qu'il y a une région toute opposée vers laquelle vous pouvez toujours refouler l'une des deux tumeurs, et jamais l'autre ; et voilà votre diagnostic tout trouvé. Ainsi, faites tousser le malade de manière que la tumeur équivoque soit bien apparente ; puis, sans opérer de taxis, portez la pulpe du pouce ou de l'index sur l'anneau crural, et comprimez fortement ; la tension de la peau fera disparaître aux yeux la varice, mais aussi quelquefois la hernie, si elle est petite ; ce phénomène est donc insuffisant. Mais que la tumeur persiste ou non pour les yeux, on la retrouvera toujours au toucher, si c'est une hernie, et assez souvent si c'est une varice. Pressez assez fortement sur cette tumeur avec le pouce de l'autre main ; si c'est une varice, elle disparaîtra sous la pression de manière à ne laisser aucune trace, le sang refluant dans les veines inférieures ; si c'est une hernie, la tumeur résistera à la pression, et se montrera d'autant plus dure et rénitente que vous la comprimerez davantage.

Enfin, la hernie sort à l'extérieur tantôt par l'orifice de la saphène, tantôt par une éraillure du fascia cribriforme, ou même par plusieurs à la fois ; il est aussi des cas où le fascia a cédé tout entier, comme s'il s'était résolu en tissu cellulaire, et où la hernie en masse, dès qu'elle a franchi le rebord falciforme de la fosse ovale, se déploie librement sous la peau.

Les auteurs disent qu'à ce degré, qui est à peu près le seul que la plupart connaissent, la hernie a plus de tendance à se replier vers l'abdomen qu'à se porter en bas ; et quelques-uns ont décrit des attaches de fascias qui expliquent, bien plus, qui nécessitent ce résultat ; et je ne sais pas si je n'ai pas dit moi-même quelque chose de semblable. Dans tous les cas, c'est une opinion à réformer.

C'est assurément quand la hernie se fait jour par l'orifice de la saphène que ce phénomène devrait avoir lieu, puisque les attaches des fascias en question se font immédiatement au-dessous de cet orifice. Or, précisément dans tous les cas de ce genre que j'ai observés, la tumeur externe paraissait arrondie, quelquefois un peu plus étendue en travers, et jamais n'ayant de tendance à remonter. Il y a dans cette variété de la hernie crurale deux circonstances fort curieuses à considérer : d'une part la hernie semble divisée en deux par un rétrécissement demi-circulaire, comme le bubonocèle est en quelque sorte séparé de l'inguinale interstitielle par le détroit de l'anneau inguinal ; on voit donc de même une tumeur vague et mal circonscrite remplissant le canal crural, et une deuxième tumeur placée plus bas, bien circonscrite, à fleur de peau, qui représente exactement le bubonocèle; en un mot, la hernie est en *bissac*. Deuxièmement, comme on pourrait douter si l'issue a bien lieu par l'orifice de la saphène ou par quelque éraillure voisine, j'ai pu reconnaître dans plusieurs cas cet indice qui ne peut guère tromper ; la veine tégumenteuse abdominale gonflée parcourait de haut en bas la face antérieure de la tumeur, et disparaissait précisément à sa limite la plus inférieure, là où elle se jette dans la saphène.

Quand la hernie se fait à travers une éraillure, en général, elle est plus rapprochée de l'arcade crurale que de l'orifice de la saphène. Quelquefois elle masque tout à fait la tumeur du canal sur laquelle elle repose ; quelquefois aussi, quand la marche de la hernie a été rapide, le canal est à peine dilaté et ne fait point saillie. On peut presque toujours s'assurer de l'état de dilatation du canal par le moyen suivant : on fait rentrer la tumeur externe ; on applique la pulpe du doigt sur le lieu par lequel elle semble être rentrée (et il n'est pas souvent facile de préciser le point de sortie), et on fait tousser le malade. Si le canal est dilaté, la hernie se montrera à l'état d'interstitielle ; s'il ne l'est pas, la hernie interstitielle sera très peu sensible à la vue, ou même point du tout. D'ailleurs, à moins que le sujet ne soit très chargé d'embonpoint, la saillie nette, circonscrite, superficielle de la tumeur suffit très souvent pour distinguer au premier coup d'œil la hernie complète de l'interstitielle.

C'est principalement quand la hernie sort au-dessous du repli falciforme de la fosse ovale qu'elle se reporte en haut comme dans la description des auteurs, et qu'elle peut ainsi remonter à moitié au-dessus du ligament de Fallope. Alors, en général, la hernie est un peu plus volumineuse que de coutume ; elle affecte la forme d'un œuf dont le grand diamètre serait parallèle au pli de l'aine. Cependant, même avec toutes ces conditions, la hernie ne remonte pas toujours ; tantôt elle reste au lieu par où elle est sortie ; d'autres fois même elle se porte en bas ; les hernies très volumineuses cèdent généralement à leur propre poids, et j'en ai vu une qui descendait jusqu'à moitié de la cuisse.

Ce que j'avais à dire du diagnostic différentiel de la hernie complète, rentrerait presqu'entièrement dans ce qui vous a été exposé dans la dernière séance. Je noterai ici un cas assez rare que j'ai rencontré, et qui m'a un peu embarrassé. Un individu avait une hernie crurale qui lui causait des coliques; en mettant le pouce sur l'anneau on sentait l'impulsion, et une tumeur superficielle semblait accuser une hernie complète. Mais cette tumeur était flasque, même dans les efforts de toux; elle semblait offrir un ballottement dû à du liquide; elle était irréductible. Par tous ces caractères, joints aux commémoratifs, je conclus que c'était un ancien sac de hernie complète oblitéré dans le point où il avait traversé le fascia cribriforme. Je ne me souviens pas d'avoir vu mentionner nulle part un cas de ce genre.

Je ne dirai rien des hernies complètes multiples : je n'en ai pas vu d'exemples, et je vous renvoie à l'observation d'Hesselbach.

DES ACCIDENS PRODUITS PAR LES HERNIES CRURALES.

Quels sont maintenant les phénomènes produits par les hernies crurales? D'abord tous les symptômes des hernies, en général, et nous les avons exposés assez au long à l'occasion des hernies inguinales, pour n'avoir pas besoin d'y revenir; mais il est quelques phénomènes locaux qu'il importe d'examiner.

Sir A. Cooper avait dit que le premier symptôme qu'éveille la hernie crurale, est une douleur lorsque le sujet veut étendre la cuisse. J'ai interrogé, à cet égard, la plupart des sujets soumis à mon observation, et pas un seul ne m'a accusé cette douleur. Je suis loin de nier un fait allégué par un aussi grand observateur, mais je suis forcé de conclure, au moins, qu'il est fort rare.

Les relations de la hernie crurale passant dans le même anneau que les vaisseaux cruraux, m'avaient fait présumer qu'elle devait réagir sur la circulation du membre inférieur, et principalement sur la circulation veineuse. Vous avez vu, en effet, quelques sujets examinés sous ce point de vue, raconter qu'ils étaient plus faibles de la jambe depuis l'apparition de la hernie, dire que le pied s'enflait le soir, qu'ils ressentaient des douleurs vagues, et plus spécialement des fourmillemens; quelquefois des douleurs vagues qui suivaient le trajet de la veine crurale et de la saphène, qui est le même que celui des nerfs du même nom, lesquelles douleurs simulent conséquemment la névralgie générale. Enfin, dans un ou deux cas, nous avons vu des varices dont l'apparition avait suivi de fort près celle de la hernie. Je pensais avoir été le premier à signaler de pareils phénomènes; mais on les trouve déjà, en partie du moins, mentionnés dans Richter. Au reste, par une bizarrerie que je ne me charge pas d'expliquer, il y a environ la moitié des sujets atteints de hernie crurale qui n'ont jamais éprouvé rien de semblable. J'avais pensé d'abord que cela serait dû à l'ancienneté de la hernie qui, ayant permis au collet du sac de se rétrécir au niveau de l'anneau, laissait dès-lors la veine à l'abri de toute compression; mais, je le répète, nombre de hernieux affirment que jamais ils n'ont souffert en quoi que ce soit dans le membre correspondant; et c'est là un de ces faits cliniques qui donnent si fréquemment des démentis aux théories qu'on voudrait fonder sur l'anatomie.

Quoi qu'il en soit, l'existence de pareils symptômes doit au moins vous donner l'éveil; il faut, avant d'en déterminer la nature et le traitement, s'assurer qu'ils ne dépendent pas de la compression produite par une hernie crurale, et ne pas vous en rapporter, pour une pareille question, à la négation des malades, qui, fort souvent, ainsi qu'il a été dit, portent de ces hernies sans s'en douter. Une simple réflexion vous convaincra de l'utilité de cette recherche. Que diriez-vous d'un médecin qui s'obstinerait, par tous les moyens connus, à combattre un œdème des pieds ou une douleur névralgique qui seraient dus à la cause que je viens de signaler?

PRONOSTIC DES HERNIES CRURALES.

Le pronostic de la hernie crurale est tout différent de celui de la hernie inguinale. La hernie crurale acquiert rarement un grand volume; elle gêne donc beaucoup moins le malade, en sorte que plusieurs ne veulent point porter de bandage; voilà le bon côté. Voici le pire: elle est beaucoup plus sujette à s'étrangler que toute autre espèce de hernie, et l'étranglement est toujours très grave, soit qu'il soit dû au collet du sac, soit qu'il soit déterminé par le trou fibreux du fascia cribriforme. Il semble aussi que cet étranglement soit plus commun chez les femmes que chez les hommes; sur les 14 sujets du sexe masculin dont j'ai parlé, aucun n'avait souffert d'étranglement; sur les 8 femmes, 2 avaient été opérées; du reste, ce n'est là qu'une déduction tirée d'un trop petit nombre de faits pour avoir plus de valeur qu'une vue préparatoire, et qui a besoin d'être vérifiée; mais le fait d'étranglement bien plus fréquent dans cette sorte de hernie est devenu vulgaire; et c'est surtout pour n'avoir presque opéré que des hernies crurales chez les femmes que tous nos chirurgiens les ont regardées comme si nombreuses en comparaison des inguinales.

MOYENS DE CONTENTION DES HERNIES CRURALES.

Mais, du moins, évitera-t-on toujours ce danger à l'aide d'un appareil approprié? C'est plus que je ne voudrais affirmer, et je ne suis content, jusqu'à ce jour, d'aucun des bandages proposés pour la hernie crurale. Ce n'est pas la faute des ressorts : on y applique également les ressorts français et les ressorts anglais ; seulement ceux-ci passant toujours du côté de la hernie, et devant abaisser beaucoup leur extrémité antérieure, ils n'offrent plus autant d'avantage que dans les hernies inguinales. Cela dépend beaucoup au reste de la conformation des sujets ; il en est où le ressort anglais s'applique très bien encore, il en est où il ne va pas du tout; et il m'a paru surtout que pour les sujets qui veulent garder leur bandage la nuit, le ressort français avait ici des avantages ; d'ailleurs, il n'est pas besoin, à beaucoup près, d'autant de force que pour la hernie inguinale, soit à cause de la petitesse de la hernie, soit à cause de l'impulsion moindre des viscères. Mais si l'on refoule bien la hernie complète, à peine agit-on quelque peu sur la hernie interstitielle, et jamais on ne parvient à boucher l'anneau. Voici pourquoi.

L'anneau est formé en avant par l'arcade crurale, très tendue en général, en arrière par le pubis ; et il n'y a que deux manières de songer à le fermer : premièrement en comprimant l'arcade jusqu'à la rapprocher du pubis ; deuxièmement en portant de bas en haut dans l'anneau une sorte de bouchon comme quand nous y engageons le doigt. Le premier moyen est impraticable : quand même l'arcade serait assez lâche pour pouvoir s'appliquer contre le pubis, les tendons réunis du psoas et de l'iliaque qui la soulèvent en dehors s'opposeraient à cette application ; et enfin, celle-ci ne pourrait se faire sans comprimer en même temps et la veine et l'artère.

Reste donc le moyen du bouchon ; et, en effet, la manière dont nous appliquons le doigt à l'anneau indique d'elle-même que le meilleur bandage devrait agir dans le même sens. Vous comprenez d'abord qu'aucune de nos pelotes bombées ou aplaties ne peut remplir une semblable mission. Il faudrait donc des pelotes digitiformes ; et en effet, on en a proposé récemment de cette forme en Amérique ; elles étaient même fabriquées en bois, et en conséquence, refoulant la peau dans un anneau dont la partie postérieure est toute osseuse, elles devraient produire très promptement une très vive douleur par la pression ; d'ailleurs, le moindre mouvement du corps ou du bandage suffirait pour les déplacer. J'avais songé à me servir de pelotes analogues, mais en caoutchouc pour diminuer la pression, et séparées du ressort pour échapper aux chances de dérangement. Jusqu'ici mes efforts ont échoué. Vous serez peut-être plus heureux ; je vais cependant vous indiquer les principales difficultés à vaincre.

Prenez un individu atteint d'une hernie crurale, mettez-le debout, placez votre doigt dans l'anneau, la hernie sera exactement contenue ; faites-le maintenant asseoir, vous sentirez que l'arcade crurale est rapprochée du plan antérieur de la cuisse, de manière à chasser votre doigt ; mettez votre homme à croupion, le doigt n'atteindra plus même à l'arcade crurale. Ainsi dans les positions les plus désastreuses, votre doigt, pelote intelligente, votre doigt, qui demande si peu d'espace, ne peut pas l'obtenir ; que sera-ce donc d'une autre pelote ? Ajoutez que quand le malade se relève, le doigt, aidé des yeux, retrouvera encore bien l'anneau qu'il bouchera de rechef ; mais la pelote, aveugle et insensible, comment retrouverait-elle son chemin? Voilà le plus grand de tous les obstacles ; le rapprochement du ventre et de la cuisse qui repoussent invinciblement toutes les pelotes; mais après celui-là il en est d'autres.

Vous avez besoin d'assujettir le prolongement digitiforme sur une base assez large pour l'empêcher de basculer. Dès-lors cette base appuie en haut sur l'arcade crurale, en dehors sur les tendons du psoas et de l'iliaque, en dedans sur le pectiné. Il ne s'agit pas de position assise ou couchée. Que le malade marche d'un pas ordinaire, le pectiné se gonfle, les tendons du psoas et de l'iliaque se soulèvent, et la base de votre pelote est ainsi soulevée au moins par deux côtés.

Je suppose que vous n'avez point affaire à des ganglions engorgés, à une peau soustendue par la graisse ; je vous donne le sujet le plus facile ; je ne parle pas de la compression presque inévitable de la veine ; essayez seulement de vaincre le premier et le deuxième obstacles, et vous serez plus heureux que moi.

Que faire donc? Il faut avertir le malade des dangers qu'il court; lui défendre bien plus sévèrement que pour toute autre hernie les violens exercices, et placer le bandage le mieux approprié encore à la forme du triangle de l'aine, pour échapper le plus possible à l'action des muscles et des tendons ennemis. On ne fait que pallier ; mais dans cette palliation il y a encore des degrés, et méfiez-vous par-dessus tout des larges pelotes qui, en masquant aux yeux la hernie, feraient croire à sa contention, et ne feraient en réalité que cacher le danger sans le combattre.

Vous comprenez bien que si nous n'avons pas les moyens de contenir *exactement* ces hernies, ce serait folie de prétendre les guérir. Vous entendrez cependant par le monde des bandagistes, et même parmi eux quelques médecins, qui ont la prétention d'obtenir des cures radicales, qui disent même en avoir obtenues. Mais je leur dirais volontiers en parodiant un mot fameux : *Qui vous a dit que vous en aviez guéri? Qui vous a dit seulement que vous aviez jamais vu des hernies crurales?* Au total, jamais on n'en a montré un cas authentique, et je défierais bien d'en montrer.

Il y a un procédé opératoire pour guérir les hernies crurales ; mais il n'a été appliqué qu'une seule fois, après le débridement, et je ne conseillerais à personne d'y recourir. Je ne connais, dans l'état actuel de la science, qu'un seul moyen capable d'amener cette cure radicale ; ce serait le repos prolongé au lit, aidé surtout d'un bandage approprié.

DIX-SEPTIÈME LEÇON.

DE LA HERNIE OMBILICALE.

On donne le nom de *hernie ombilicale* à celle qui traverse l'anneau du même nom. Cette définition est si connue qu'il semble fort inutile de la rappeler ; mais si, dans tous les cas sur le cadavre, dans certains cas sur le vivant, le diagnostic est à l'abri de toute incertitude, il est des circonstances nombreuses où l'erreur est presque inévitable, et où le chirurgien appelle du nom de hernies ombilicales des hernies qui laissent l'ombilic parfaitement intact.

La première question que j'aborderai ici est celle de la fréquence de ces hernies. Sir A. Cooper les regarde comme les plus communes de toutes après les hernies inguinales ; et cela est tellement en désaccord avec les faits connus, qu'il faut bien s'arrêter à rechercher le fondement d'une assertion aussi hasardée. En effet, si vous interrogez les statistiques publiées, vous trouverez dans celle de Monnikoff, par exemple,

Pour les hommes,	45 hern. crural.,	18 ombilic.
Pour les femmes,	121	52

Mathey avait trouvé de son côté :

Hommes,	5 hern. crural.,	10 ombilic.
Femmes,	43	29

La Société des bandages de Londres avait eu des résultats encore plus contraires à l'opinion de sir A. Cooper, bien qu'agissant dans le même pays et dans la même ville; on trouve en effet dans ses tableaux :

Hommes,	121 hern. crur.,	92 ombilic.
Femmes,	649	387

Enfin, en France, nous avons d'abord les chiffres de M. Jules Cloquet, d'autant plus irréfragables en apparence qu'ils s'appuient sur des autopsies, et qui donnent :

Hommes,	55 hern. crur.,	3 ombilic.
Femmes,	79	21

Et ceux de M. Nivet, portant sur des femmes âgées, et qui laissent en regard :

40 inguinales.
67 crurales.
30 ombilicales.

Qui ne croirait, avec ces résultats unanimes, la question définitivement jugée ? Et cependant, Messieurs, il me reste quelques doutes. D'abord, pour les trois statistiques de Monnikoff, de Mathey et de la Société de Londres, je ne peux accepter comme exacts les chiffres des hernies crurales, par les raisons qui ont été déduites dans notre avant-dernière séance. Les chiffres de M. J. Cloquet, tout-puissans en eux-mêmes, ne sont pas exactement applicables à la question, attendu qu'il n'a opéré que sur des vieillards, et que les jeunes sujets apportent un notable contingent d'exomphales congéniales. J'en dirai tout autant de ceux de M. Nivet qui, de plus, n'ayant examiné ces hernies que sur le vivant, est resté fort exposé à des erreurs de diagnostic.

Pour ce qui me concerne, dans mes tableaux d'octobre

et novembre 1835, j'avais trouvé des proportions qui s'accordaient davantage avec celles de sir A. Cooper. Ainsi j'avais pour les hommes, 14 crurales, 8 ombilicales.

Pour les femmes,	8	16
Totaux,	22	24

Ajoutez 10 hernies de la ligne blanche, également réparties entre les deux sexes, et vous verrez que la paroi antérieure de l'abdomen avait livré passage à bien plus de hernies que les anneaux cruraux. Je dirai enfin, que, dans ma pratique particulière, j'ai été consulté beaucoup plus souvent pour des hernies ombilicales que pour des crurales.

Mais voici le revers de la médaille : Soit que j'aie eu affaire en 1835 à une série tout-à-fait spéciale, soit qu'il y ait eu quelques erreurs de commises dans le diagnostic des hernies crurales, je n'ai plus retrouvé depuis cette supériorité des exomphales, et les hernies crurales ont toujours été plus fréquentes (1). Ainsi, malgré ma première série contraire, et l'on peut présumer que sir A. Cooper en aurait rencontré une de ce genre ; malgré le très petit nombre de hernies crurales trouvées dans ma pratique particulière, je suis donc entraîné pour le présent à regar-

(1) Dans le dernier cours professé par M. Malgaigne, au Bureau central, en mai et juin 1840, il a relevé exactement toutes les hernies observées chez les femmes durant ces deux mois ; il y avait 25 crurales et seulement 7 ombilicales et 5 de la ligne blanche. Il a compris à ce résultat celui qu'il avait obtenu sur environ 110 hernies examinées à Bicêtre : 14 crurales, 4 exomphales ; et sur 119 hernies de la Salpêtrière, 40 crurales, 33 exomphales, 2 hernies de la ligne blanche.

der les exomphales comme moins fréquentes que ces dernières hernies, sauf toutes recherches ultérieures.

Vous me trouvez moins décidé dans cette question que dans plusieurs autres, et, par exemple, dans celle de la fréquence relative des hernies inguinales et crurales chez la femme. C'est qu'en effet, dans ce dernier cas, je n'ai jamais vu mes résultats varier que du plus au moins; tandis que pour l'autre, j'ai trouvé une série tout-à-fait contraire aux suivantes, et c'est assez, ce me semble, pour justifier une certaine réserve. Il faudrait avoir, pour juger la question en dernier ressort, une plus grande masse de faits bien observés, et le temps seul peut en fournir suffisamment. J'avais bien eu l'idée de compulser les registres du Bureau central, qui contiennent à présent les noms de plus de *quatre-vingt mille* individus auxquels on a distribué des bandages, mais les registres ne portent que la mention des bandages doubles, simples, et pour exomphales; la distinction des hernies inguinales ou crurales n'y est donc pas observée. Il restait les immenses liasses des feuilles propres à chaque individu, où le bandagiste est tenu de noter la nature de la hernie, et j'en ai dépouillé deux années, l'une où M. Blin exerçait seul, l'autre où le service était partagé entre lui et M. Lafond. Mais, outre l'incertitude qui s'attachait pour quelques cas au moins à leur diagnostic, je me suis convaincu que fréquemment ils se sont bornés à noter les hernies simples ou doubles, en sorte que les hernies accusées par leur nom y sont excessivement rares, et qu'il n'y a aucune foi à y ajouter.

Mais pour l'histoire des hernies ombilicales, ces feuilles contiennent des renseignemens bien curieux, qui ne sont pas dus, comme bien vous pensez, aux bandagistes, mais uniquement à l'administration : c'est l'âge et le sexe de chaque individu à l'instant où il se présente pour avoir un bandage, de telle sorte que pour les exomphales, toujours séparés des autres hernies à cause de la forme et du prix différent des bandages, nous avons une répartition toute faite pour les sexes et entre les divers âges de la vie. Il y aura cependant encore quelque confusion, mais de peu d'importance : nos bandagistes confondent assez souvent les hernies de la ligne blanche avec les exomphales, en sorte que le calcul porte à la fois sur les unes et sur les autres (1). J'ajouterai que j'ai scrupuleusement comparé les feuilles, pour éviter au moins la confusion des doubles emplois.

Or, dans l'année 1836, sur 2767 hernieux des deux sexes, il s'en est présenté 194 pour des hernies de l'ombilic ou de la ligne blanche. Il y avait 86 hommes et 108 femmes ; en sorte que voici enfin une hernie plus commune chez les femmes que chez les hommes. Tous les observateurs sont d'ailleurs, à cet égard, d'une unanimité qui ne laisse pas grande nouveauté à cette conclusion. Mais en voici une autre qui est moins vulgaire ; c'est qu'il n'en est pas ainsi à tous les âges, et que dans les premiers temps de la vie c'est l'inverse qui a lieu. Fixez votre attention sur ce tableau.

---

(1) D'après le nouveau cahier des charges, la nature des hernies doit être notée de la main même du chirurgien du Bureau central ; ce qui nous promet dans l'avenir une source féconde de renseignemens statistiques, si toutefois le règlement est exécuté.

Tableau des sujets observés au Bureau central en 1836, *portant des hernies de l'ombilic ou de la ligne blanche.*

	Hommes.	Femmes.
De la naissance à 6 ans,	22	3
De 6 à 13 ans,	3	5
De 13 à 20 ans,	1	4
De 20 à 30 ans,	5	4
De 30 à 40 ans,	7	21
De 40 à 50 ans,	19	24
De 50 à 60 ans,	13	24
De 60 à 70 ans,	12	12
De 70 à 80 ans,	4	11

Ainsi, si l'on osait s'en fier à des chiffres aussi faibles pour ce qui regarde chaque époque, les nouveau-nés du sexe masculin seraient énormément plus sujets aux exomphales que ceux du sexe féminin ; puis la proportion irait en s'affaiblissant jusque vers l'âge de 30 ans ; et en résultat, pour toute cette grande période de la vie, de la naissance à 30 ans, vous auriez 31 exomphales chez les hommes, et seize seulement chez les femmes ; le double pour le sexe masculin.

A partir de 30 ans, au contraire, la scène change ; et à travers quelques inégalités dans les rapports des hernies considérées par périodes de dix années, on arrive à ce résultat curieux :

De l'âge de 30 à 80 ans, 55 exomphales chez les hommes.
92 chez les femmes.

C'est-à-dire près du double, cette fois, pour le sexe féminin.

On peut assez bien aussi, d'après des chiffres empruntés à la même source, déterminer le rapport des hernies ombilicales et de la ligne blanche, prises ensemble, à toutes les autres hernies: 194 sur 2767, c'est environ 1/14e. Monnikoff en avait trouvé 70 sur 2000, 1/28e environ. Moi, en 1835, 24 sur 435, 1/19e. Enfin, en relevant en masse le nombre des bandages exomphales distribués au Bureau central, depuis 1800 jusqu'à ce jour, on en trouve environ 4000 sur 80000, c'est-à-dire 1/20e. Je pense que la proportion réelle ne doit pas beaucoup s'éloigner de ce dernier chiffre.

De ces premières investigations, il résulte que dans les premières années de la vie, les exomphales sont bien plus fréquens que dans la jeunesse, et plus fréquens surtout chez l'homme; que passé 30 ans, ils redoublent ensuite de fréquence, et frappent spécialement alors sur le sexe féminin. Il faut maintenant rechercher la cause de cette distribution inégale.

Que la hernie ombilicale se produise facilement chez les très jeunes sujets, cela résulte d'un fait anatomique parfaitement connu. A la naissance, l'anneau ombilical n'est point encore fermé; il livre passage aux vaisseaux qui se rendent au cordon, et quand ceux-ci s'affaissent et se cicatrisent, la rétraction des bords de l'anneau ne les suit pas aussi rapidement, et par là des hernies peuvent se faire. Telles sont les hernies du premier âge, qui surviennent après la naissance. Mais il en est d'autres qui sont véritablement congéniales, que le fœtus apporte en naissant, et qui, bien que très difficiles parfois à distinguer des premières, se font par un tout autre mécanisme. Ici il n'y a point d'efforts, et la hernie, à proprement parler, ne mérite pas ce nom; car il ne s'agit plus de viscères sortis d'une cavité, mais de viscères qui n'y sont jamais entrés.

Ces hernies congéniales présentent même deux grandes variétés, qui diffèrent non-seulement par leur apparence, par leur gravité, par leur traitement, mais encore par leur origine. Les unes sont le résultat d'un défaut de développement de la paroi abdominale; les autres sont dues en quelque sorte à un excès de développement.

Vous savez que dans l'embryon les viscères abdominaux se développent d'abord dans une poche à part, qui semble faire suite au cordon ombilical; et que peu à peu les parois abdominales, se développant d'arrière en avant et de bas en haut, envahissent la circonférence de cette poche provisoire, et dans l'état normal finissent par l'envelopper tout-à-fait. On pourrait donc dire à juste titre que cette poche est l'abdomen lui-même, réduit en quelque sorte à sa séreuse; mais ce qui laisse quelque difficulté, c'est que chez certains sujets, l'abdomen paraît entièrement fermé et clos, à part l'anneau ombilical, et que cependant une notable portion des intestins se trouve encore dehors, dans un renflement du cordon ombilical: et on dirait que c'est le cordon qui, en se rétrécissant, les refoule dans la vraie cavité abdominale. Quoi qu'il en soit, il est certain du moins que le développement de la paroi abdominale peut s'arrêter, laisser vers la région de l'ombilic un large espace qui se trouve dépourvu de peau et de muscles, et ne paraît fermé que par une espèce de séreuse continue à la fois avec la peau et avec les enveloppes du cordon. Alors de plus ou moins grandes portions d'intestins, le foie même en partie, font saillie au dehors; quand la perte de substance des tégumens est trop considérable, il n'y a aucun remède; quand la lacune est peu étendue, on a pu la combler par une suture, ou obtenir une cicatrice solide en pansant à plat, et vous trouverez dans sir A. Cooper de magnifiques exemples de succès en ce genre. C'est là l'exomphale par arrêt de développement ; vous comprenez qu'il faut y porter remède immédiatement après la naissance, et conséquemment qu'il doit bien rarement s'en offrir au Bureau central. Pour ma part j'en ai vu quelques cas, mais ailleurs, et jamais dans cet établissement ; je n'en dirai donc pas davantage.

Mais on nous apporte ici quelquefois des enfans atteints d'exomphale congénial avec un tout autre caractère. L'ombilic, au lieu de présenter une cicatrice renfoncée, offre une proéminence digitiforme, qui va quelquefois jusqu'à un pouce de longueur ; la cicatrice est au bout, et quand l'enfant tousse, cette saillie semble s'ériger en quelque sorte par l'impulsion des viscères qui la remplissent. On dirait que la transformation tégumenteuse des parois séreuses du ventre a été plus loin que dans l'état normal, qu'elle a envahi une partie du cordon, dans lequel s'est prolongé également le péritoine ; il y a donc excès de développement. Quelquefois l'ombilic présente cette forme, bien qu'il n'y ait pas encore de hernie ; et si la hernie se fait plus tard, elle a tous les caractères de la hernie congéniale; ce qui explique ce que j'ai dit tout à l'heure, qu'il n'est pas toujours facile de les distinguer.

Mais dès lors on peut demander si vraiment la hernie est alors jamais congéniale, et si nous ne sommes pas trompé par son rapide développement, et par des commémoratifs inexacts. Richter et sir A. Cooper, par exemple, n'admettent de congéniales que les hernies par arrêt de développement dont il a été parlé plus haut. Je dois dire que l'opinion contraire n'est fondée pour moi, jusqu'à présent, que sur les commémoratifs qui m'ont été donnés par les sage-femmes, les mères et les nourrices ; mais ayant fixé mon attention sur ce point, ayant bien directement posé la question, si l'enfant avait sa petite tumeur en venant au monde, ou si elle n'était pas venue après, j'ai reçu plusieurs fois des réponses tellement catégoriques et décisives, que je ne pouvais même conserver de doute. Cependant, je ne regarde pas la chose comme si bien démontrée qu'elle n'ait besoin d'une vérification plus parfaite; et je me propose de faire à ce sujet des recherches spéciales, soit dans les hôpitaux d'accouchement, soit à l'hôpital des Enfans-Trouvés.

Mais, congéniales ou acquises, est-il possible d'expliquer la plus grande fréquence des exomphales du jeune âge dans le sexe masculin ? Jusqu'ici je dois me récuser, et je n'en peux deviner aucune cause, si ce n'est, par hasard, que les garçons s'agitent et crient plus fort que les petites filles. Du reste, à quelle époque se montrent de préférence ces hernies ? De quels symptômes s'accompagne leur développement ? Tout cela a besoin d'être vu de près et étudié directement par le chirurgien ; c'est un travail tout nouveau à faire. Quand on nous amène ici les enfans, les parens ne sont guère frappés que de la saillie ombilicale ; ils ne donnent que des renseignemens très vagues sur les autres symptômes, et je dois dire que quant aux enfans que j'ai vus dans ma pratique et suivis pendant assez long-temps, les digestions semblaient se faire aussi bien avant qu'après l'application du bandage.

Il y a certaines races qui semblent plus particulièrement disposées aux exomphales de l'enfance ; on a surtout cité les nègres, et je vous ai rapporté dans une de nos premières séances, les opinions de Knox et de Marshall. Cette question assez obscure a reçu un certain éclaircissement de deux lettres qui m'ont été adressées par deux de vous, M. Lesiner, natif de l'Ile-Bourbon, et M. Fortineau, fils d'un médecin de la Louisiane. Autant que peuvent porter des renseignemens fournis par de simples souvenirs, il n'y aurait que certaines tribus de nègres qui seraient prédisposées à l'exomphale ; cette tumeur leur viendrait ou de naissance ou dès la plus tendre enfance, et elle serait parmi eux si commune que les acheteurs reconnaissent sur les marchés les esclaves de ces tribus, et qu'eux-mêmes en ont fait entre eux un signe de reconnaissance. Ils se vendent naturellement moins que ceux des autres tribus qui n'ont pas ce caractère distinctif. Il serait à désirer que des médecins ainsi placés dans les colonies, voulussent bien porter leur attention sur ce sujet, et étudier à fond cette singulière prédisposition dans certaines races.

Pour revenir aux individus soumis directement à notre observation, il semble que l'exomphale accuse plus spécialement que les hernies déjà étudiées une faiblesse toute particulière des parois abdominales ; soit que cette faiblesse ait précédé et puisse être considérée comme cause, soit qu'elle ait été peut-être déterminée par l'exomphale même. Ainsi, sur les 24 sujets dont j'ai recueilli les observations en 1835, il y avait, pour les 8 exomphales chez les hommes :

3 Exomphales simples.
2 Compliqués d'une inguinale simple.
2 avec inguinale double.
1 Avec une hernie de la ligne blanche.

Pour nos seize femmes, on comptait :

7 Exomphales simples.
3 Avec inguinale simple.
1 Avec inguinale double.
2 Avec des hernies de la ligne blanche.
1 Avec une hernie de la ligne blanche et un cystocèle.
1 Avec un cystocèle.
1 Avec un rectocèle.

Chez les sujets adultes ; tantôt l'exomphale précède, et tantôt il suit l'apparition des autres hernies. Pour les très jeunes sujets, l'exomphale précède d'ordinaire, et se montre dès la naissance, ou quelquefois deux ou trois hernies paraissent dans les premiers jours. Comme exemple du premier cas, je peux citer une petite fille de dix mois, qui avait apporté, en naissant, une exomphale, et qui, à neuf mois et demi, se fit une inguinale gauche. Un garçon de seize mois vint au monde avec une exomphale et une faiblesse de la ligne blanche : il eut une inguinale droite à quinze mois. Comme exemple de l'autre cas, se présente une petite fille de onze mois, qui portait ensemble une exomphale, une hernie de la ligne blanche et une inguinale gauche, survenues, au dire des parens, peu après la naissance. Il est bien rare alors qu'il n'y ait pas quelque prédisposition héréditaire. Sur ces trois malades, par exemple, deux venaient de parens hernieux, et je ne pus avoir de renseignemens satisfaisans sur le troisième.

Quelle que soit leur origine, les hernies ombilicales peuvent rester très petites ou acquérir un volume énorme. Les plus petites sont, dans l'origine, les congéniales ou celles de l'enfance. Il en est en effet qui ne font pas plus de saillie qu'un pois. La plus volumineuse que j'aie vue jusqu'ici, n'avait pas moins du volume de trois gros poings réunis ; et notez bien que je ne compte pas ici ces larges éventrations qui occupent à la fois l'ombilic et la ligne blanche. Entre ces extrêmes, il y a une foule d'intermédiaires, et il y a aussi des formes très diverses. Ainsi, j'ai déjà cité les exomphales *digitiformes*, parmi lesquelles se rangent beaucoup de hernies congéniales ; plus tard, elles changent de forme comme les autres en s'élargissant ; et il y a des hernies *sphéroïdes*, *pyriformes*, *coniques*, *trifoliées*. Les unes apparaissent au-dessus de l'anneau, à droite ou à gauche, d'autres au-dessous ; d'autres en occupent le centre. Vous comprendriez mal ceci, si je n'exposais avec quelque détail les signes que fournit le toucher après la réduction de la hernie.

Si vous examinez une hernie ombilicale congéniale, le doigt rencontre partout la circonférence de l'anneau; il n'y a aucun doute sur son siége, et cela peut servir aussi à reconnaître sa nature primitive. Mais quand la hernie est venue plus tard et qu'elle est d'un volume ordinaire, si, après l'avoir réduite, vous explorez l'ouverture qui lui livre passage, vous percevez une sensation tout à fait étrange ; il vous semble que l'ombilic soit intact, et que la hernie se soit faite par une éraillure voisine de l'anneau, mais non point par l'anneau même. Cette sensation est si trompeuse que, dans l'origine, j'avais été conduit à conclure que jamais l'exomphale des adultes n'a lieu par l'anneau ; et j'avais été confirmé dans cette idée par les dissections de Sœmmering qui dit avoir toujours vu ces hernies passer à travers un éraillement de la ligne blanche. Mais un jour que j'agitais cette question avec M. Cruveilhier, il m'apprit que lui aussi avait tiré cette conclusion de l'examen, pendant la vie, des exomphales de vieilles femmes de son service, à la Salpêtrière ; mais qu'ayant eu occasion d'en disséquer une douzaine, il avait toujours trouvé la hernie à l'anneau. Sir A. Cooper déclare aussi avoir vu à l'autopsie la plupart des hernies à l'anneau ; de telle sorte que la question semble se juger dans un sens contraire aux assertions de Sœmmering. Poussé par ces singulières contradictions des autopsies à instituer un examen plus attentif de ces hernies sur le vivant, je crois avoir trouvé le mot de l'enigme. Déjà sir A. Cooper avait essayé de l'expliquer en disant que la peau adhérant fortement au centre de l'ouverture ombilicale, la cicatrice cède plutôt sur un des côtés, et la tumeur est rarement située au centre. Cela n'est pas suffisamment net. Mais si vous vous rappelez ce que j'ai dit de la formation de l'exomphale de naissance, vous trouverez qu'alors le sac péritonéal occupe véritablement le centre de l'anneau et des quatre vaisseaux qui s'y rendent, l'ouraque, la veine et les artères ombilicales. La cicatrice se fait au delà de l'anneau, qui en conséquence demeure libre et laisse sentir au doigt toute sa circonférence. Mais quand les bouts des vaisseaux se soudent ensemble et avec la peau au niveau de l'anneau même, la hernie ne peut se faire qu'à côté de la cicatrice, quoique toujours par l'anneau ; ce n'est pas à cause de l'adhérence de la peau, mais à raison de la solidité de la cicatrice des quatre vaisseaux convertis en ligamens ; et c'est cette cicatrice que nous sentons qui rompt la circonférence de l'anneau, et nous fait croire que nous sommes en dehors de l'ombilic.

Aussi la majeure partie des tumeurs herniaires glissent à côté de la cicatrice extérieure, et comme celle-ci se rattache surtout à celle des artères ombilicales, presque toujours la cicatrice cutanée est au-dessous de la hernie. Dans des cas plus rares, elle se montre au dessus ; enfin à mesure que la tumeur prend du volume, la peau est soulevée partout à l'entour, la cicatrice est déplacée et se montre sur un point quelconque de la saillie de la tumeur; et là il y a deux aspects très différens et très dignes d'étude.

Dans quelques-unes de ces grosses hernies, j'ai donc vu la cicatrice cutanée soulevée par la tumeur et en quelque sorte étalée ; mais on aurait dit que la peau seule, détachée de la cicatrice des vaisseaux, avait quitté l'ombilic, et la tumeur restait uniformément arrondie.

D'autres fois au contraire, il semble que la peau, soulevée par la hernie, ait entraîné avec elle la cicatrice vasculaire et les ligamens qui y aboutissent ; alors ceux-ci sont répartis à la surface de la tumeur de manière à y former trois sillons réunis au centre, qui la partagent en trois saillies plus ou moins inégales ; c'est ce que j'appelle hernie *trifoliée*. Il me paraît assez certain qu'alors, en effet, les trois ligamens qui représentent la veine et les artères ombilicales, ont été tiraillés, alongés, tirés hors de l'abdomen ; mais, dans le premier cas, sont-ils restés soudés à l'anneau ? C'est ce que des autopsies seules pourraient dire.

Un autre phénomène assez curieux résulte de la manière dont l'anneau se comporte à la racine de la tumeur. Quelquefois il en forme le point le plus large ; la hernie est alors conique, c'est ce qui se présente assez souvent à la suite d'ascites considérables. D'autres fois il est resserré, mais légèrement, et la peau de la tumeur semble continue avec la peau de l'abdomen sans aucune trace d'étranglement. Enfin, j'ai vu la tumeur développée à l'extérieur comme un gros œuf dont la petite extrémité répondait à l'anneau, et la peau était étranglée en cet endroit presque comme si on l'avait étreinte avec une ligature.

Les accidens produits par ces hernies sont les mêmes que pour les autres ; et elles offrent aussi la même variété je dirais volontiers la même bizarrerie. J'ai vu des sujets avec de très petites hernies, éprouver des malaises tels que le bandage leur était indispensable ; d'autres avoir des hernies assez grosses dont ils ne se plaignaient nullement. Mais quand la tumeur dépasse un certain volume, généralement elle détermine des tiraillemens, des coliques, des spasmes, en un mot des accidens plus grands et plus fréquens qu'aucune des hernies précédentes.

Les viscères herniés sont plus spécialement l'épiploon et le colon, et le plus ordinairement la présence de l'épiploon y est assez reconnaissable. Mais dans d'autres cas, il semble au toucher qu'il n'y ait que de l'intestin ; et d'ailleurs il peut s'y trouver de l'intestin grêle, et même une portion de l'estomac. C'est sans doute à la présence de l'estomac ou au tiraillement que lui fait subir l'épiploon hernié, qu'il faut attribuer les accidens habituels de ces hernies.

Après un certain laps de temps, elles deviennent généralement irréductibles ; ce qui tient à des adhérences contractées entre le sac et les viscères. Ce sont probablement ces adhérences qui avaient fait penser à quelques-uns qu'il n'y avait pas de sac séreux pour ces hernies ; autrement, en effet, ce sac existe toujours.

Quel est maintenant l'effet de la hernie sur le sac ? Y a-t-il un collet comme aux autres hernies, et ce collet est-il toujours l'agent de l'étranglement ? Il est probable que le collet se rétrécit toutes les fois que la hernie est maintenue, et c'est ainsi que quelques guérisons peuvent avoir lieu chez les adultes ; mais chez les très jeunes sujets, la cure se fait par un autre mécanisme. C'est l'anneau lui-même qui tend à se resserrer, en vertu des mêmes lois qui le font se resserrer sur les sujets qui n'ont pas de hernie. En conséquence aussi, l'étranglement peut bien ici se faire par l'anneau, et peut-être même doit-il s'y opérer le plus souvent. Mais par une bizarrerie assez difficile à comprendre pour ceux qui admettent les anneaux comme instrumens de l'étranglement, c'est précisément à cet anneau plus étroit, plus solide que les autres, et qui de plus tend à revenir sur lui-même, c'est à cet anneau que les étranglemens sont le moins fréquens.

On peut donc guérir l'exomphale dans certains cas, et surtout chez les jeunes sujets ; bien plus, j'ajouterai que quelquefois, quand il est léger, il se guérit de lui-même. Dans tous les cas les bandages suffisent ; mais il importe de savoir comment les appliquer.

Il nous vient ici quelques enfans très jeunes auxquels on applique un exomphale pareil à celui des adultes ; cela tient très bien sur l'instant, ou paraît tenir. Les parens s'en vont ; puis, laissant là le bandage ou le réappliquant avec une négligence toute particulière, ils ne reviennent que de loin en loin, et vous pourriez croire que l'appareil est convenable et bien appliqué. Or, écoutez bien ce que je vais vous dire : il n'y a pas un bandagiste à Paris qui soit capable de maintenir une hernie ombilicale chez un enfant à la mamelle, et dans la deuxième et troisième année de la vie. J'ai vu un certain nombre de leurs appareils : bandages ordinaires, ceintures ordinaires, ceintures spéciales, tout échoue. Je me souviens, entr'autres, d'avoir vu une ceinture assez ingénieuse fabriquée par M. Verdier, qui était percée au centre d'un orifice dont les bords appuyaient sur une pelote indépendate, laquelle reposait sur l'ombilic : elle ne réussit pas mieux que les autres. Vous ne vous attendiez probablement pas à rencontrer ici un de ces obstacles, sinon invincibles, du moins si difficiles à surmonter ; et les chirurgiens eux-mêmes ne s'en sont pas suffisamment occupés. Sir A. Cooper dit bien que le bandage ordinaire suffit chez les enfans *lorsqu'ils ne sont pas très jeunes;* il n'explique pas pourquoi, quand ils sont très jeunes, ils ne sauraient convenir. Le voici :

Chez les adultes, le ventre se rapproche de la forme ovoïde, la base répondant à la circonférence supérieure du bassin ; en conséquence le ressort du bandage passe dans une gouttière formée par les parties molles entre les dernières côtes et la crête iliaque, et il est soutenu par le renflement de cette crête qui l'empêche de glisser par son propre poids. Chez les très jeunes sujets, le bassin est fort étroit, le ventre fort large, et sa plus grande largeur répond précisément à la région ombilicale, à partir de laquelle il décroît vers le bas en forme de cône. Mettez un bandage quelconque, ressort ou ceinture, sur la base de ce cône, toujours il tendra à glisser vers le sommet, surtout s'il y est encore sollicité par la position déclive de celui-ci.

Plusieurs chirurgiens du dernier siècle ont conseillé d'appliquer sur l'ombilic des enfans soit une boule de cire, soit la moitié d'une noix muscade ou tout autre corps dur de la même forme, maintenu par un emplâtre qui recouvre la région ombilicale, le tout fixé par un bandage roulé. Tel est encore l'appareil dont se sert sir A. Cooper, et il recommande de plus d'y ajouter *deux sous-cuisses* quand l'enfant commence à marcher, de peur que le bandage ne glisse. Je ne sais s'il n'y a pas erreur dans la traduction française, car assurément le bandage a plus besoin d'épaulières que de sous-cuisses. Du reste, cette bande circulaire ne tient pas, et Richter avait déjà cherché à corriger cet inconvénient en faisant coudre dans la duplicature de la bande qui porte sur l'ombilic un morceau de cuir de grandeur suffisante pour la tenir élargie et la fixer en place.

Or, cette précaution même est vaine; et sans cela, est-ce que les ceintures piquées, lacées, rembourrées de nos bandagistes ne réussiraient pas mille fois mieux? J'ai essayé d'appliquer une bande roulée, et de l'assujettir avec une autre bande de sparadrap passant par-dessus; l'appareil n'a pas tenu vingt-quatre heures. Or, ôtez la compression circulaire de la bande; il est trop évident que l'emplâtre ne suffira pas pour tenir enfermée la noix muscade ou la bille d'ivoire, et la hernie sera masquée, mais non maintenue. Afin que vous puissiez mieux juger de la valeur de cette dernière assertion, écoutez ce qui m'est arrivé à moi-même avec un appareil bien plus puissant que tous les précédens.

Il y a là un trou direct par lequel passe la hernie; si l'on se contente d'appliquer une pelote plate sur le trou, il restera toujours occupé par une portion de la hernie, et ne pourra se refermer: telle est la théorie en vertu de laquelle on a généralement pensé qu'il fallait remplir le trou à l'extérieur à l'aide d'un bouchon véritable, en ayant soin seulement que ce bouchon fut de moindre diamètre que l'anneau, pour permettre à celui-ci de se resserrer peu à peu. Pour peu que l'anneau soit large, je suis de cet avis ; et afin de pouvoir diminuer la largeur du bouchon tout en augmentant son efficacité, j'ai fait faire de petites plaques d'ivoire, du centre desquelles s'élève une tige de quelques millimètres de hauteur, arrondie à son extrémité. Cette tige doit entrer dans l'anneau, où elle refoule la peau ; son col doit même être un peu rétréci au-dessous de l'extrémité arrondie qui la termine, pour laisser à l'anneau plus de facilité à revenir sur lui-même. La plaque garnie d'un petit coussin en molleton piqué, est appliquée sur la paroi abdominale ; et je la fixe en ce point par une longue bandelette de diachylon gommé qui fait deux fois et demie le tour du corps.

Je craignais d'abord que cet emplâtre n'irritât la peau tendre des jeunes enfans ; je suis aujourd'hui parfaitement rassuré à cet égard. Vous comprenez que la bande collée à la peau ne peut glisser ni dans un sens ni dans l'autre ; que la tige d'ivoire supportée par la plaque ne peut basculer et sortir de l'ombilic, ainsi qu'on pourrait le craindre d'une moitié de bille. Eh bien ! cet appareil a encore besoin d'être exactement surveillé, et chez un enfant où je l'avais laissé cinq à six jours sans y toucher, j'ai trouvé que la plaque d'ivoire avait été dérangée par les mouvemens du ventre, et la tige était sortie de l'anneau ombilical.

Du reste, quand l'anneau s'est rétréci, ou quand il est naturellement étroit chez les sujets que l'on me présente pour la première fois, je me garde bien d'y plonger un corps étranger quelconque, et je regarde comme plus sage de laisser peut-être bomber à l'anneau une portion très minime d'épiploon, qui, après tout, est un corps mou et compressible, que d'y introduire moi-même un corps solide qui, dans la circonstance dite, aurait bien plus de puissance que la hernie pour tenir l'anneau dilaté. Alors je me contente d'une pelote plate, un peu plus rembourrée au centre qu'à la circonférence, et que j'assujétis toujours par ma bande de diachylon.

Ici je ne veux pas omettre une remarque qui vous montrera le danger de transformer une partie quelconque de la chirurgie en une profession purement industrielle. Certes, l'appareil d'A. Cooper vaut mieux que tous les bandages du monde; et si les bandagistes, qui voient plus de hernieux que les chirurgiens, l'avaient essayé quelquefois, ils auraient bien vite été conduits à l'amélioration que j'ai adoptée. Mais ils vendent des bandages, et il y a un détriment incontestable pour eux à remplacer des ressorts ou des ceintures par de simples bandes de diachylon. Aussi n'ayez pas peur qu'aucun d'eux descende de son propre gré à une pareille simplification. Il est très remarquable, au contraire, que toutes leurs inventions tendent toujours à compliquer les appareils, attendu que toute complication donne droit d'en hausser le prix.

Chez les adultes, l'exomphale se présente dans quatre états différens; ou petit et réductible, ou volumineux et réductible, ou irréductible, soit avec un volume médiocre, soit avec un volume très considérable.

Dans le premier cas, l'indication peut encore être bien différente, selon que le sujet est maigre ou chargé d'embonpoint. Chez un sujet maigre, la petite tumeur fait saillie au dehors; une pelote presque plate, soutenue par un ressort très léger et une courroie qui achève le tour du corps, est presque toujours suffisante. Chez les sujets gras, tantôt l'ombilic proémine en dehors, et il n'y a rien à changer à l'indication précédente; d'autres fois la petite hernie fait une saillie légère au fond d'une dépression profonde qui caractérise l'ombilic. Il faut alors que la pelote soit moulée sur cette dépression, et assez proéminente pour aller tout au fond repousser la hernie. Ces sujets gras ont généralement la peau fine et très vulnérable ; si vous fixez la pelote au ressort, dans les mouvemens du ventre il y aura des frottemens pénibles et suivis d'excoriations. Je me suis parfaitement bien trouvé alors d'une pelote en caoutchouc de la forme de la dépression à remplir, maintenue par une pelote plate tout-à-fait indépendante.

Si la hernie est volumineuse, on parvient quelquefois à la maintenir avec une pelote large et uniformément bombée ; mais plus souvent il faut recourir à une pelote alongée en cylindre ou en cône, qui refoule les tégumens dans l'anneau et fasse office de bouchon, pour ainsi dire.

Quand la hernie est irréductible, et cependant d'un médiocre volume, les bandagistes ont coutume encore de presser dessus avec des pelotes bombées, ou bien de recouvrir presque toute la surface du ventre de larges plaques métalliques concaves bien rembourrées, mais munies au centre d'une convexité qui comprime la hernie. Il n'y a rien de plus contraire à tous les principes de l'art et du simple bon sens ; et j'ai vu des malades qui avaient couru les principaux bandagistes de Paris, cherchant un remède aux douleurs que leur occasionnaient des appareils ainsi construits, et qui n'y avaient gagné que des changemens insignifians dans la forme de la plaque, ou du ressort, ou de la ceinture ; mais partout on leur avait donné cette convexité centrale qui faisait tout le mal. Plusieurs me disaient : « Monsieur, il me faudrait quelque chose qui soutînt ma hernie comme avec la main », et elles me montraient parfaitement, avec leur main, ce qu'elles désiraient, et ce qui était, en effet, le plus convenable. Mais la routine avait prévalu contre cette indication si simple et si naturelle ; et on ne les avait pas même écoutées. Or, voilà, en effet, ce qu'il faut dans ces cas : une pelote concave qui embrasse tout le contour de la hernie, la contienne et la soulève ; et pour ce dernier point on ajoute des bretelles si cela est nécessaire.

Quand la hernie est trop volumineuse pour être contenue de cette façon, il faut simplement soutenir le ventre avec une ceinture ; et toutefois, prendre garde encore que cette ceinture ne frotte pas trop fort contre la peau amincie qui recouvre la hernie ; et au besoin, pour éviter cet inconvénient, on doit évaser la ceinture de manière à lui faire former une poche molle et adaptée à la forme de la tumeur herniaire, qui la reçoive et la loge en la comprimant très légèrement.

DES HERNIES DE LA LIGNE BLANCHE.

Il est une autre espèce de hernies très voisines des exomphales par son siége, par leur forme et par leur mécanisme ; ce sont celles qui se font à travers quelque point affaibli de la ligne blanche, éraillant, écartant les faisceaux fibreux qui la constituent, et venant ainsi apparaître au dehors. Elles sont moins communes que les précédentes ; et comme elles ont beaucoup de points de contact dans leur histoire, elles ne nous arrêteront pas bien longuement.

D'abord, elles m'ont paru un peu plus communes chez la femme que chez l'homme. En théorie, cela va de soi ; car la ligne blanche souffre autant que l'ombilic de la dilatation du ventre dans la grossesse. Toutefois, la disproportion n'est pas aussi forte que pour les exomphales ; et, par exemple, sur mes dix cas de 1835, il y en avait cinq pour chaque sexe.

Deuxièmement, elles peuvent venir dans la plus tendre enfance comme à tous les autres âges : j'en ai observé chez des enfans de quelques mois. Je ne pense pas qu'il y en ait de vraiment congéniales ; mais il y a certainement une disposition congéniale et souvent héréditaire. Ainsi, chez un enfant encore à la mamelle, j'ai constaté en même temps qu'un exomphale une faiblesse de la ligne blanche au-dessus de l'anneau qui la faisait bomber durant les cris et les efforts, et laissait sentir presque un travers de doigt d'écartement entre les muscles droits.

Cette sorte de prédisposition se révèle bien mieux encore par les complications de ces hernies. Aucune autre hernie ne s'accompagne aussi fréquemment de hernies différentes sur d'autres points de l'abdomen ; ainsi, pour les 5 cas observés sur l'homme en 1835,

1 se compliquait d'une inguinale simple ;
1 d'une inguinale double ;
1 d'une ombilicale ;
1 d'une deuxième de la ligne blanche et d'une inguinale ;
1 d'une deuxième de la ligne blanche, d'une inguinale et d'une crurale.

Pour celles des cinq femmes,
2 s'accompagnaient d'une ombilicale ;
1 s'accompagnait d'une ombilicale et d'un cystocèle ;
1 de deux autres siégeant également sur la ligne blanche ;
1 d'une deuxième de la ligne blanche et d'une inguinale.

Vous voyez qu'à s'en fier à cette série, il n'y aurait pas de hernies isolées de la ligne blanche. Ce serait une conclusion téméraire : en effet les exemples n'en manquent pas ; mais vous pouvez seulement tenir pour certain que les complications sont excessivement fréquentes.

Une autre circonstance fort curieuse, c'est la préférence de ces hernies pour la moitié sus-ombilicale de la ligne blanche. J'ai été très long-temps sans en rencontrer une seule de la partie sous-ombilicale ; et aujourd'hui encore je n'en ai vu qu'une seule à un demi-pouce au-dessous de l'ombilic.

On en voit de tout volume, et, comme celles de l'ombilic et comme toutes les autres, tantôt elles amènent des accidens notables, tantôt elles sont comme inaperçues. J'en ai vu une, du volume au plus d'une aveline, qui ne rentrait que difficilement, et avait déterminé des symptômes voisins de l'affaissement typhoïde. J'en ai vu une autre de même volume qui durait depuis huit ant sans avoir jamais incommodé le malade. D'un autre côté, la plus volumineuse que j'aie rencontrée avait l'étendue d'un crâne d'adulte ; il fallait pour la faire rentrer des efforts extraordinaires et une certaine habitude, car M. deVigny, le médecin de la malade, y réussissait beaucoup mieux que moi. L'orifice qui lui livrait passage admettait presque le poing ; tout ce que nous pûmes imaginer pour la maintenir fut parfaitement inutile ; et nous laissâmes la malade comme nous l'avions trouvée, avec une large ceinture qui portait sur tout le ventre.

Je n'ai jamais vu guérir de ces hernies de la ligne blanche, et je doute que la cure radicale puisse en être obtenue. Quant à la cure palliative, elle repose sur les mêmes principes que celle des exomphales.

DES ÉVENTRATIONS.

Il y a une autre sorte de déplacement des viscères qui occupe tout ou presque toute l'étendue de la ligne blanche, et que l'on appelle *éventration*. C'est la suite de grossesses volumineuses ou multipliées, qui ont tellement éraillé la ligne blanche et affaibli les muscles droits, que si on cherche le rebord de ceux-ci, quand la femme est couchée, on ne peut les reconnaître, et on dirait que toute la paroi ventrale antérieure est réduite aux tégumens. Si l'on veut savoir quel est au juste leur écartement, voici le moyen qui m'a réussi. On couche la femme sur le dos ; on refoule la hernie et la peau qui la recouvre sur la ligne médiane avec l'extrémité des quatre doigts de la main droite, jusqu'à la colonne vertébrale, et on dit à la malade de se mettre sur son séant. Dans cet effort, les muscles droits se tendent comme des cordes raides, et vous permettent de mesurer l'espace qui les sépare.

Quand toute la ligne blanche est distendue, une ceinture est l'appareil qui convient le mieux. Quand il n'y en a qu'une partie, on peut quelquefois obtenir un meilleur résultat à l'aide d'une large pelote portant sur la ligne moyenne une saillie en forme de coin qui refoule la peau et les viscères en dedans ; c'est, sur une grande échelle, le même appareil que nous avons indiqué pour les exomphales congéniales.

Sir A. Cooper a décrit d'autres hernies siégeant sur la ligne demi-circulaire, c'est-à-dire en dehors des muscles droits. Il y a aussi des hernies lombaires en arrière du muscle grand oblique ; il y a des hernies par le trou obturateur ; il y en a enfin d'anomales et purement accidentelles, comme celle que nous avons vue vers le centre du grand oblique, et qui avait été la suite d'un coup de lance reçue dans cette partie. Mais tous ces cas se voient rarement sur le vivant ; à part le dernier cas cité, je n'ai pas pu vous montrer un seul exemple des autres, et conséquemment je ne pourrais vous en dire plus que vous n'en trouverez dans les livres ; je me contenterai donc de vous y renvoyer.

FIN.

TABLE DES MATIÈRES.

TABLE DES MATIÈRES.

FIN.

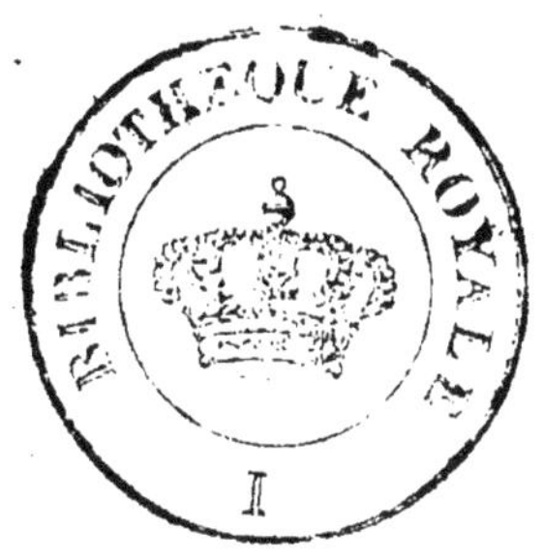

www.ingramcontent.com/pod-product-compliance
Ingram Content Group UK Ltd.
Pitfield, Milton Keynes, MK11 3LW, UK
UKHW012206240726
13966UKWH00002B/605